NEY FELIPE FERNANDES

FIT CITY

A SOCIEDADE DA MAGREZA

Editora InVerso

® 2021. Editora Inverso

R. Doutor Goulin, 1523 Alto da Glória
CEP 80040-280 Curitiba-PR
(41) 3254-1616 e (41) 3558-8001
editorainverso@editorainverso.com.br
www.editorainverso.com.br
Facebook.com/editorainverso
Instagram @editorainverso

COORDENAÇÃO EDITORIAL
Cristina Jones
Editora InVerso

CAPA, DESIGN, PROJETO GRÁFICO E ARTE-FINAL
Adriane Baldini

REVISÃO
Carlos W. Jorge

DADOS INTERNACIONAIS DE CATALOGAÇÃO NA PUBLICAÇÃO (CIP)
Mona Youssef Hammoud – CRB/ 9ª 1393

F363f

FERNANDES, Ney Felipe. **FIT CITY: a sociedade da magreza.**
Curitiba: InVerso, 2021
194 p. 15 cm X 21 cm - PTBR

ISBN: 978-65-86436-94-5

1. Literatura brasileira. 2. Distopia. 3. Nutrição. 4. Alimentação.
5. Romance I. Título

CDD. B869.1

Alimentação: 086.9

Os livros que fiz até agora foram feitos com o meu cérebro. Este, no entanto, é o primeiro livro que escrevo com meu coração.

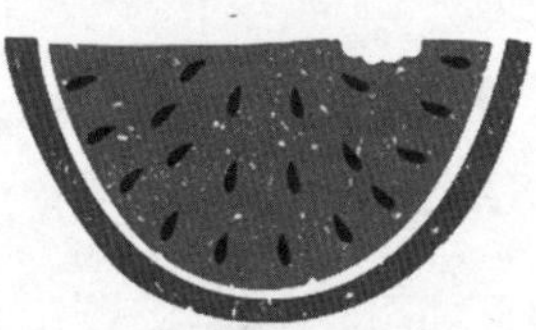

Dedico-o a todos os Chicos e Magalis que, sob a forma de nutricionistas, dedicam suas vidas a aproximar as pessoas dos alimentos e da saúde, além de padrões estéticos e do terrorismo nutricional.

Boa leitura!

SUMÁRIO

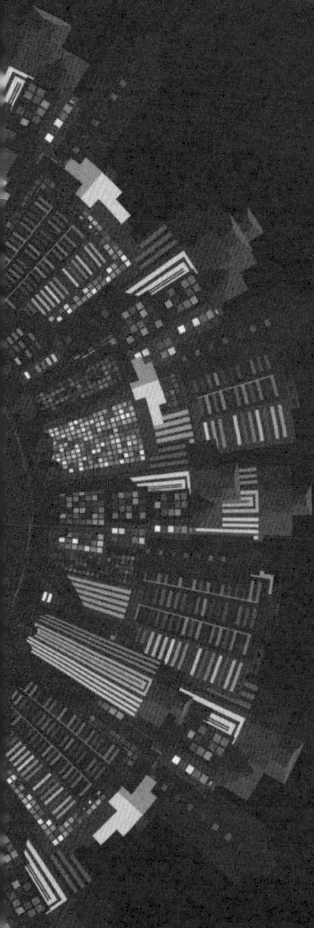

CAPÍTULO 1

CONHEÇA O CHICO

Estamos em 2050, na cidade de Fit City.

Eram sete da manhã e Francisco, nosso Chico, já estava quase pronto para seu último dia de aula. No ano seguinte, em teoria, iniciaria sua graduação. Não sabia exatamente o que ia fazer, mas isso não era uma preocupação, pois na época de Chico o vestibular acabara. Era só ele escolher que graduação faria, pagar e começar.

"Chico, você não precisa ir no último dia de aula, vai ser só encheção de linguiça", seu pai lhe dizia. No entanto, ele fazia questão. "Fui tantas vezes quando era chato. Agora que é só pra se divertir, não vou perder de jeito nenhum."

Seu pai, um importante bioquímico, trabalhava na Comfort Fórmulas, uma empresa especializada em sachês para estressados e ansiosos.

Chico acordara muito empolgado mesmo. Seu pai, como um bom profissional, não deixava de se sentir orgulhoso com a fórmula que estava dando ao seu filho antes de dormir. Ele estava acordando cada dia mais feliz, e isso era notável. Chico, porém, nem pensava nisso. Só pensava que era seu último dia de aula e estava ansioso para ver seus amigos, alguns pela última vez, pois iriam estudar fora do país.

"Eu quero ser engenheiro de produção", dizia um deles. "Eu quero fazer administração", dizia outro. Para os outros parecia tudo tão simples. Só para o Chico que não.

— E você, Chicão?

— Eu? Não sei... Às vezes penso que não nasci para números — dizia ele.

— Como assim? Que papo é esse? Sempre foi bom em matemática, cara...

— Pois é, mas não dizem que para você se livrar de alguém chato é só concordar com ele? Fiz isso com a matemática...

Todos riam dessa maneira irreverente de Chico levar a vida.

— Mas, Chico, você precisa fazer alguma coisa da vida!

— Eu sei, eu sei... — Chico dava de ombros.

Nesse último dia de aula, eles fizeram tudo quanto era atividade recreativa possível. Jogaram xadrez, depois futebol, e no final ainda encontraram um violão velho.

— Deve ser muito interessante saber dominar um instrumento desses, não é?

— Bem que seu pai podia inventar uma fórmula específica para aprendizado de instrumentos, né, Chico?

E Chico ria gostosamente, fazendo de conta que estava tocando o instrumento.

Ao final da aula, se abraçaram e cada um chamou seu motorista pelo aplicativo do celular.

No entanto, Chico não conseguia tirar da cabeça esta dúvida: o que fazer no ano que vem, quando ainda não se faz a mínima ideia do que fazer da vida toda? "Eu tenho que decidir os próximos 80 anos da minha vida no ano que vem?", pensava ele.

Chico chegou em casa e seus pais ainda não tinham chegado do trabalho. Ligou o computador, acessou seu jogo favorito e ficou esperando seus pais chegarem.

A primeira a chegar foi sua mãe. Ela era Formulogista, evolução do agora extinto Nutricionista. Tinha consultório próprio, sempre lotado. Ela era uma das mais competentes da cidade. Começava a atender cedo. Gostava realmente de trabalhar. Adorava se sentir no que chamavam de *high performance*. Via de regra, sofria muito para acordar. Toda manhã, ia se arrastando registrar seu peso corporal (obrigatório para todo cidadão de Fit City), e logo em seguida já tomava seu shake energético, transbordando cafeína e teacrina. Em pouco tempo estava no consultório, falando e atendendo como se fosse outra pessoa.

Amava a profissão, de fato. Principalmente porque acreditava influenciar diretamente a qualidade de vida das pessoas. E, segundo, porque a prática clínica lhe dava várias ideias, que ela repassava ao seu esposo, para talvez levar para as reuniões da empresa.

Ela, como toda mulher da sua época, era magra. E alta. Seu consultório era impecável, com lustres muito bonitos e tudo muito branco, dando a impressão de que ali você estava quase em outra dimensão.

Depois de uma anamnese apurada, ela geralmente lia os mais de 200 exames que pedia previamente antes mesmo de conhecer o paciente, que nem podia entrar para a consulta sem os exames que ela solicitara. Ela era muito competente. Seu sonho era ter sido médica. Dermatologista, mais especificamente. Mas ela fizera Formulogia, e de qualquer forma, agora estava feliz com isso.

Ao chegar em casa, cansada, deu um beijo na cabeça do filho, que estava hipnotizado com o jogo, e foi tomar um banho. Precisava se refazer, e daqui a pouco seria a hora de tomar o sachê Numb.

Chico, agora adulto, entendia que sua mãe praticamente era outra pessoa depois de tomar o Numb. Ela chegava cansada, abatida. Mas, após um bom banho e tomar a fórmula, ela deitava no sofá e literalmente viajava.

A sala era enorme e tinha enormes vidros. O sofá ao lado de um janelão poderia passar por um mirante estelar. Dava para ver o céu em sua plenitude, as estrelas cintilando e a lua. Esse visual, somado à dose de Numb, ajudava a embalar a sensação de relaxamento da mãe de Francisco.

Ele respeitava esse momento dela. Frequentemente ela ficava mais melosa com ele. Chamava-o e dizia que o amava muito. Esse era o seu ritual diário.

O pai de Chico chegava mais tarde. Geralmente o coitado estava sempre carregando pastas com fórmulas matemáticas, panfletos, folders. Era alguém muito importante e responsável. Também muito magro. Chegava, e a esposa já estava dormindo. Chico, na maioria das noites, também já estava dormindo, pois sabia a hora e o tipo de fórmula a ser tomada.

Mas naquela noite, sua primeira das férias, Chico chegou do colégio e mergulhou nos jogos para esquecer do que precisava fazer nos próximos anos da sua vida. Mas, claro, não sem antes tomar a fórmula energética que a mãe gostava de tomar pela manhã. Ele ia varar a noite jogando.

Ao ver que seu pai chegou, se assustou um pouco, pois há tempos não via o pai chegar do trabalho. O pai tinha olheiras, estava cansado, e Chico só pôde notar porque tinha dado uma pausa no jogo para buscar água no aguador.

— Pai, o senhor está bem?

— Tô, sim, filho, por quê? Tá acordado até estas horas?

— Quero aproveitar pra jogar a madrugada toda. Amanhã não tenho hora pra acordar.

— Ah, sim, claro! Então vai lá, aproveita! Vou tomar a minha fórmula e dormir.

— Tudo bem. Boa noite.

— Boa noite, filho.

E lhe deu um beijo na cabeça também.

Francisco ficou pensativo por um momento. Como o pai podia chegar tão tarde, tão exausto, e no outro dia estar de pé com ele? Claro, suas fórmulas eram as melhores, afinal, ele testava várias coisas direto da fábrica, que as pessoas sequer tinham chegado a conhecer.

Francisco continuou jogando madrugada adentro. A fórmula energética que tinha em casa realmente era das melhores. Todos imersos no jogo, com muito foco. E Chico era bom. Brincava consigo mesmo que se não soubesse o que fazer do futuro iria virar gamer.

O dia amanheceu e Chico foi dormir.

Seus pais acordaram, e mais um dia começou.

***

Não apenas Chico, mas todos os habitantes de Fit City tinham a sensação de que todos os dias eram iguais. Acordavam pontualmente, dormiam pontualmente. Todo mundo trabalhava bem. Todo mundo dormia bem. As pessoas eram magras e faziam cocô todos os dias. Quem não gostaria de uma vida dessas?

Chico passou os dias de férias trocando o dia pela noite. Esperava começar a anoitecer e corria tomar a fórmula energética de sua mãe. Sua mãe não se incomodava com isso. Primeiro, porque ninguém mais vivia sem fórmulas, e segundo, porque o filho estava curtindo as férias. Qual seria o problema *disso*?

O problema é que essa dinâmica não durou apenas nas férias. Chegara o mês de fevereiro, e Chico percebeu que sua mãe ainda não tinha tomado a fórmula Numb. Sabia que talvez ela quisesse bater um papo com ele.

— Filho, a mãe vai tomar um banho e depois vamos conversar, pode ser?

Chico respondeu com a cabeça, sem piscar, olhando para a tela. Depois de algum tempo, sua mãe entrou no quarto, sentou-se na cama que ficava ao lado da escrivaninha e falou:

— Filho, vamos conversar um pouquinho?

Chico, que era muito dócil, aproveitou que ainda não estava online e, como só estava jogando com o computador, apertou pause e olhou para a mãe. Fazia dias que não se olhavam, um no olho do outro.

— Chico, você já pensou na sua profissão?

— Não, mãe. Estou no meio de um campeonato, e agora esse tipo de assunto não tem espaço na minha cabeça. Eu preciso muito ajudar meu time.

— Tudo bem, filho. Mas eu e seu pai estamos preocupados contigo.

— Vocês conversam sobre mim? — Chico realmente estranhou isso!

— É claro que sim, meu filho!

— Que horas do dia?

Sua mãe emudeceu. Meneou a cabeça e disse:

— Chico, eu realmente preciso saber o que você quer fazer da vida, meu filho.

— Por quê? Para quê? Eu não quero levar a vida que você e o papai levam! Trabalhar feito uma máquina o dia todo, e chegar à noite, dormir!

Sua mãe não esperava a resposta. Chico continuou:

— Vocês nem se conversam direito! Papai anda pra cima e pra baixo com aquelas pastas, aquelas fórmulas. Você, quando se reúne com amigas, só fala de trabalho, só querem saber quando elas irão a um congresso de Formulogia Funcional e não sei mais o quê. Se é pra cada um fazer o que gosta, eu prefiro ficar aqui jogando pelos meus próximos 80 ou 90 anos. E hoje em dia posso até ganhar dinheiro sendo um bom gamer!

Sua mãe não sabia dizer uma palavra.

— Meu filho, você precisa ter uma profissão para se manter, realizar seus sonhos e tudo o mais.

Ela se esqueceu de quão afiado era o senso crítico do filho. Mal terminou de falar, já recebeu outra pergunta de Chico:

— Que sonhos, mãe? Você realiza os seus? Você nem tem tempo para realizar seus sonhos! Esses dias teve uma ameaça de resfriado, já dobrou a dose do seu *shot* imunológico por medo de não ir atender e abarrotar sua agenda.

Por mais que Chico contestasse o comportamento da mãe, tudo era feito com muito respeito, e em tom de voz ameno.

— Mas, meu filho, não estou dizendo que você deve escolher hoje a sua profissão. Você tem que elaborar essa ideia, de que não dá pra viver assim, trocando o dia pela noite para sempre. Uma hora eu e seu pai poderemos morrer e...

— Mãe... Por favor, não fale isso! Não quero pensar nisso. Quando vocês morrerem a nossa ciência já terá achado a solução para a morte.

— Bom, filho. Quero que pense a respeito. Nem que seja justamente para não ficar como você julga que eu e seu pai ficamos. Pense a respeito.

A preocupação da mãe de Chico era legítima. Ela aceitou a crítica do filho, mas nem por isso seu coração de mãe deixou de o aconselhar.

— Eu vou pensar, mãe. Já estou pensando.

Ela se levantou. Foi ao aguador, encheu o copo, e despejou nele mais um sachê de Numb. Era seu momento favorito do dia. Foi para a sala, deitou-se no sofá, e um misto de entorpecimento com psicodelia tomou conta dela. Ficou assim, com um olhar calmo e um sorriso de canto de boca, por quarenta minutos. Levantou-se e foi se deitar. O pai de Chico, claro, ainda não tinha chegado.

Naquela noite, porém, Chico não rendeu muito no jogo. Ficou mais pensativo que o normal e não conseguia se concentrar. Sabia da questão envolvendo sua profissão e seu futuro, mas se negava a pensar nisso agora. Estavam todos ali online para jogar. Foi dormir novamente quando o dia amanheceu.

No outro dia, como sempre, acordou, informou o peso na balança e tomou o shake energético. Sentia como se fosse uma ressaca. E que naquele dia teria que achar uma solução para o seu dilema.

Conversava com seus amigos do colégio e via todos tomando rumo, conhecendo novas cidades, novas garotas, etc. Só ele tinha parado no tempo. Ainda estava em casa "de férias". E, como um menino bom que era, começou a ficar incomodado com tudo aquilo.

Deu uma volta pelo bairro, que a essa hora estava vazio. Todo mundo devia estar, ou nas fábricas, ou nos consultórios. Sua cidade era o polo das indústrias de fórmulas, e sabia o quanto seria estranho alguém não estar trabalhando naquele horário. Por isso, voltou para casa. Não queria ser visto à toa. Uma pessoa à toa era malvista pela sociedade. Afinal, segundo a crença que lhe ensinaram, era preciso produzir. E produzir muito.

Ao chegar em casa, ligou o computador e começou a ler sobre possíveis profissões que lhe agradariam. A economia ia muito bem, e profissões novas surgiam a cada ano.

Ao pesquisar, uma profissão nova lhe chamou a atenção: Fiscal de Peso Corporal, ou apenas "FPC", como chamavam. Segundo o site, seria o profissional que iria de casa em casa, com uma balança calibrada pelo governo, e pesaria as pessoas, avaliando se o peso que elas estão reportando nas suas pesagens diárias é o verdadeiro.

No começo da erradicação da obesidade e dos distúrbios alimentares, quando as balanças foram distribuídas, os adultos com sobrepeso colocavam suas crianças em cima da balança e mais alguns objetos para enganar quanto ao peso atual. Essa profissão apareceu exatamente nessa época.

Olhou mais algumas profissões. Outra que lhe chamou a atenção era na área de TI: Análise de Sistemas. Seria legal ficar o dia inteiro em frente ao computador, mapeando dados demográficos, desenvolvendo sistemas, etc.

Porém o FPC lhe chamou mais a atenção, por dois motivos. Primeiro, não precisaria fazer uma faculdade. Como era um cargo público, bastava dedicar-se aos estudos e passar na próxima seletiva. A outra vantagem era que, enquanto o analista de sistemas tinha que bater ponto e trabalhar exaustivamente (provavelmente como seus pais trabalhavam) o FPC trabalhava na rua, caminhava, ia de casa em casa, e o melhor: não tinha horário. Ele apenas teria uma meta de pessoas para pesar por semana. Ou seja, num dia em que estivesse mais disposto, ele poderia até pesar mais pessoas, e ficar no outro dia sem fazer nada (ou quem sabe jogando uma partidinha em casa). E essa flexibilidade de horário era o suficiente para ele saber o que queria fazer da vida: seria um FPC, não importava quanto teria de estudar para passar nesse concurso.

Mal acabara de chegar a essa conclusão, ouviu sua mãe chegando. Ainda processando a última conversa, ela evitou ficar muito tempo ali com o filho. Passou dando um simples "boa noite, filho", e foi em direção ao aguador para beber seu Numb. No entanto, quase chegando ao cômodo da casa em que ficava o aguador, Chico, logo atrás, chamou:

— Mãe, espera. Vamos conversar?

— Claro, meu filho!

Ela ficou feliz com o tom de voz de Chico.

— Estive vendo algumas profissões hoje, e algumas me chamaram a atenção.

Ela estava aliviada.

— Me conte, meu filho. Quais profissões? Será que teremos outro formulogista na família?

— Não, não... Não tenho muito talento para ficar uma hora escutando as pessoas se lamentarem. Acho que não tenho esse dom.

— E que dom você acha que tem?

— De jogar online a madrugada toda!

Ela ficou séria. Francisco riu. Era o jeito dele. Ela relaxou e entendeu que era uma brincadeira.

— Mãe, eu quero ser Fiscal de Peso Corporal!

Pegou-a de surpresa, mas no íntimo ela pensava: "poderia ser pior". Muito compreensiva, devido ao seu traquejo clínico, ela perguntou:

— Por que se decidiu por essa profissão, meu filho?

— Mãe, é a profissão dos sonhos! Eu não preciso passar mais do que vinte minutos com as pessoas em uma casa, não preciso ter horário, terei estabilidade de um cargo público, e de bandeja, contribuo para o nosso mundo continuar saudável.

— Uau! Que ponto de vista, hein? Vejo que realmente está decidido.

— Sim! E então seremos uma família em prol da saúde das pessoas. Você na clinica, papai nos laboratórios e eu na linha de frente, indo fiscalizar de casa em casa a saúde das pessoas.

— É verdade, não tinha pensado dessa maneira.

— Gostou, mãe?

— Sim, faz sentido. Gostei. Mas quem tem de gostar mesmo é você, meu filho. Pense bem sobre essa escolha.

— Claro, preciso amadurecer essa ideia. Mas só de ter algo que me chame a atenção já fiquei mais feliz.

Abraçaram-se, e Chico voltou correndo para o jogo. Sua mãe terminava de beber o Numb.

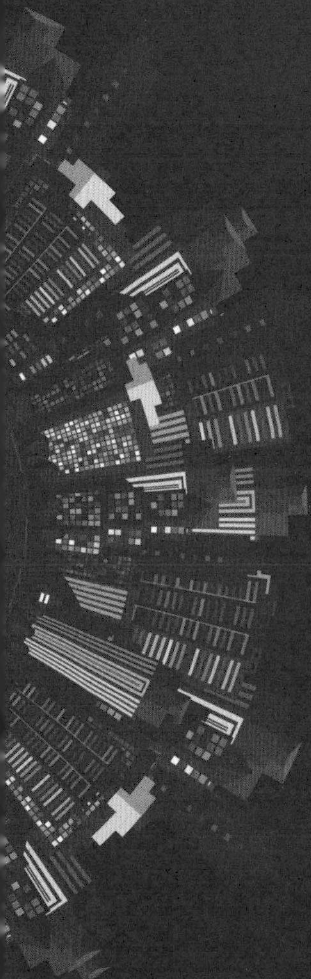

CAPÍTULO 2

TLESS

Foi em 2018 que pesquisadores dos Estados Unidos descobriram que em um quadro de obesidade as papilas gustativas de roedores ficavam inflamadas. Isso reduzia a sensibilidade desses animais para a comida. Descobriram também que essa inflamação agia no centro da fome, no hipotálamo. Mais precisamente nos receptores de leptina, fazendo com que nosso sinal de saciedade ficasse comprometido.

Em outras palavras: diante da inflamação crônica ocasionada pela obesidade, as pessoas tendiam a comer coisas cada vez mais doces ou cada vez mais salgadas. E isso retroalimentaria a obesidade.

A indústria de alimentos, nessa época, não dava trégua. Fazia diariamente produtos cada vez mais atraentes em termos de sabor. O prazer buscado por uma única mordida era cada vez mais insaciável. Os produtos alimentícios nessa época eram como água do mar para matar a sede. Não eram desenvolvidos para saciar a fome, mas para dar mais fome. Por quê? Por que assim as pessoas comprariam mais e mais, e as gigantes de alimentos estavam pouco se lixando para a saúde das pessoas. Estavam, sim, brigando para ver quem era a melhor do ano.

Essas indústrias, derivadas das indústrias de cigarro (que também já não existiam mais em 2050) tinham entendido como funcionavam os mecanismos hedônicos e comportamentais, e haviam viciado a população em outro tipo de coisa: comer. Os obesos, como estavam com pouca sensibilidade ao gosto dos alimentos, eram seus principais alvos. E quem ainda não era obeso, iria ficar, pois o foco de cada produto na prateleira agora era este: o máximo sabor possível.

Devido à palatabilidade que elas queriam, esses alimentos eram carregados de açúcar, gordura e sódio, o que fazia com que uma pessoa facilmente ingerisse 500 calorias em duas ou três mordidas.

As autoridades governamentais estavam cada vez mais preocupadas com a saúde da população. No entanto, o lobby do mercado era muito forte. As propagandas estavam cada vez mais apelativas.

Fossem empresas menores, em que o dono da fábrica pudesse se reunir com os funcionários, ou empresas maiores de sociedade anônima, o recado era este: nós somos responsáveis pelo sucesso econômico que estamos tendo. Se quebrarmos, o mundo inteiro quebra, pois geramos empregos para milhões de pessoas. Somos necessários!

A indústria de produtos alimentícios nesse cenário já superava a indústria farmacêutica. Muitas doenças tinham sido erradicadas. A indústria farmacêutica só sobrevivia por uma questão: desenvolver medicamentos para curar os danos causados pela indústria dos alimentos. Como se não bastasse, os donos das indústrias de alimentos eram os mesmos das indústrias farmacêuticas. Em outras palavras: uma indústria vendia a doença, a outra vendia a cura. E o dinheiro ia para os mesmos bolsos, como sempre.

Remédios para anemia, prisão de ventre, diabetes, hipertensão, emagrecedores, etc., tudo isso vendia demais.

Por volta de 2022, já tínhamos mais jovens obesos do que magros.

A indústria crescia de tal forma, que o mesmo grupo que detinha as empresas de alimentos e farmacêuticas agora estava comprando as empresas de tecnologia e videogames de todo o mundo. Eram sempre os mesmos acionistas, interessados no lucro. As próprias empresas de alimentos concorrentes pertenciam aos mesmos donos. Era uma competição de mentira, afinal, por trás das cortinas desse palco estavam os mesmos atores.

Essas empresas também tinham uma prática bem comum na época: sonegar impostos. Muitos bilhões deixavam de ir para o governo, que eles culpavam pela “péssima gestão” do dinheiro. Mal sabiam as pessoas que o governo sequer tinha dinheiro para gerir.

Foi então que cientistas realmente preocupados com a saúde das pessoas apresentaram ao governo um novo medicamento, ainda em teste, que buscava desinflamar as papilas gustativas das pessoas obesas. A médio, longo prazo, ele faria com que elas retomassem o prazer por comida com menos sal e açúcar. Talvez, até, os produtos altamente ricos em açúcar e sal lhes causassem náuseas. Seria uma boa estratégia. Mas esse medicamento ainda estava em testes.

As indústrias temiam que isso desse certo. Elas poderiam, claro, fazer com que seus produtos ficassem mais saudáveis, mas isso implicaria desenvolver toda uma série de produtos do zero. Estoques de matérias-primas seriam descartados, e profissionais diferentes teriam de ser contratados. Enfim, seria um transtorno bem grande.

Outro aspecto muito importante e digno de nota é que os mecanismos da fome e da saciedade já tinham sido descobertos nessa época. As pessoas começaram aos poucos com sibutramina e derivados. Iam ainda para rimonabanto, DNP, liraglutida... Enfim, a lista era grande.

É claro, havia métodos mais e menos radicais. A indústria alimentícia não perdera tempo. Faziam alimentos que na época tinham o nome de *light* ou *diet*. Mas mesmo assim as pessoas continuavam com fome. E quando a fome batia elas gostavam de se esbaldar nos mesmos alimentos de que falavam mal quando estavam de dieta.

Mas como os mecanismos da fome e saciedade já estavam bem delineados, e o hipotálamo já não era mais um desconhecido da ciência, bem como as alterações epigenéticas na síntese de POMC, os cientistas começaram a pensar em um medicamento mais eficaz ainda. Mas não conseguiam fechar esse quebra-cabeça.

Enquanto prosseguiam as pesquisas para um medicamento que deixasse as pessoas menos viciadas em produtos alimentícios, outro movimento tomava conta da sociedade: as pessoas começaram a confundir produtos alimentícios com alimentos de verdade. Isso significava que, de um lado, tínhamos pessoas se esbaldando nos produtos mais nocivos para a saúde, e do outro, pessoas que começaram a adquirir medo de se alimentar.

A situação era tal que, quando a indústria resolveu fazer produtos saudáveis, as pessoas preferiam comer um produto *"low carb"* do que uma maçã. A indústria tinha conseguido o que queria: quer comer bem sem olhar calorias? Nós temos o produto alimentar perfeito. Quer comer pouquinho e ser magrinho? Nós temos o produto alimentar perfeito para isso também.

Para piorar completamente todo esse cenário, chegaram as eleições para os presidentes das nações. E dessa vez, acionistas das empresas alimentícias multimilionárias entraram na jogada. Se não com candidatos, de maneira direta, estavam colocando pessoas que os iam favorecer.

Na verdade, colocar políticos financiados por empresários com objetivos escusos nunca foi novidade. Mas a questão agora é que estava escancarado. Eles queriam mesmo era tomar o Estado a todo custo e deixar as instituições públicas como uma máquina para ajudá-los a enriquecer mais ainda. E, claro, indo a público falando mal do próprio estado que eles usurparam.

Mas como a biologia obedece às suas próprias leis e pouco liga para o cargo (embora obviamente a situação econômica favoreça ou não o surgimento de moléstias derivadas da má nutrição), algumas ironias do destino começaram a aparecer. Os filhos e familiares desses grandes milionários começaram a ficar doentes com o excesso de comida, de medicamentos, de sedentarismo devido ao alto conforto, enfim: o excesso de excessos.

Os excessos apareciam de uma forma na população de baixa renda, e isso abarrotava o serviço público de saúde, mas também aparecia nos hospitais mais caros do mundo, porque os filhos dos grandes ricos e governantes também começaram a ter sua saúde deteriorada.

Houve então um fato histórico: os governantes chamaram os cientistas das faculdades privadas e públicas para uma reunião extraordinária. Mostraram indicadores de que a população estava em uma situação complicada. Estava polarizada entre os que morriam de desnutrição por medo de engordar e os que morriam de doenças relacionadas à obesidade. O quadro era alarmante, e eles pediam aos estudantes, pelo amor de Deus, para acharem uma solução.

***

Às 5:50 da manhã, o relógio despertara. Hans acordou, levantou-se e foi fazer o que ele mais gostava: café! O cheiro do café já o animava para começar o dia. Seu dia, inclusive, era extremamente longo. Afinal, Hans era uma das maiores promessas no seu círculo acadêmico.

Tinha fogão a lenha, que seu avô imigrante (também de nome Hans) deixara para a família. Gostava de jogar dentes de alho no fogão e consumi-los quando soltavam a casquinha, porque aprendera com seu avô que aquilo era bom para a imunidade.

Depois desse pequeno ritual, arrumava suas coisas e saía rumo à universidade. Ia animado. Gostava de dizer que "quanto mais cientista ficava, mais acreditava em Deus", pois não conseguia atribuir toda aquela dança biomolecular ricamente orquestrada ao acaso.

Mal chegara à universidade, seu orientador recomendou:

— Hans, hoje o presidente virá em pessoa aqui à nossa universidade. Ele sabe que temos uma linha de pesquisa promissora e nos fará um apelo. Esteja presente.

Hans ficou estupefato. Não perderia isso por nada.

Era uma reunião singular. O presidente falaria para os alunos mais aplicados das melhores universidades do país. E lá estava nosso jovem Hans.

Basicamente o presidente estava fazendo um apelo:

— Pessoas ricas e pobres estão morrendo por conta do que comem. Não podemos deixar isso prosseguir, porque isso quebra a nossa economia. Ajudem a encontrar a solução!

Hans era filho de alemães e era o melhor aluno da sua equipe. Interessava-se muito pelo assunto, porque seu pai morrera obeso e com as pernas amputadas devido ao diabetes encarado com leviandade.

Hans, como já vimos, não tinha vida própria. Acordava de manhã pensando em suas pesquisas e saía tarde da noite da universidade. E dessa vez, ao ouvir o próprio presidente perguntar "quem de vocês será o salvador do nosso mundo?", sabia que era ele quem teria de oferecer a solução.

Dias se passaram. Meses até. Hans não descansava. Estava obcecado em achar a cura para todos os males alimentares do mundo. Eis que, então, numa tarde de terça-feira o telefone do gabinete do presidente toca, e sua secretária lhe informa:

— Vossa Excelência, tem um rapaz aqui dizendo que encontrou a cura que o senhor, meses atrás, pediu para ele procurar na universidade.

O presidente, naquele momento, não entendeu direito. Mas solicitou que o menino entrasse com urgência.

Hans entrou, cheio de papéis, fotos, vídeos, referências. O presidente era leigo demais para entender 1% daquilo tudo. Mas Hans convencia pela sinceridade, a paciência e a demonstração de inteligência.

— Basicamente, este medicamento restaura o paladar das pessoas e regulariza os sinais da fome que foram corrompidos no hipotálamo — disse.

— Entendo... Mas preciso consultar os meus ministros para ver isso daí, tá ok?

O presidente iria reunir seus principais ministros, e pediu para Hans voltar no dia seguinte com uma apresentação formal em PowerPoint (recurso muito comum na época). Hans saiu tremendo dali. Tinha acabado de falar com o Presidente da República.

Sabia que era esperar muito do presidente que ele entendesse. Mas só o fato de ele, entre vários pesquisadores, ter sido chamado para retornar no dia seguinte, já era uma vitória.

Hans chegou em casa naquele dia e abraçou a mãe, que o esperava com um bolo de cenoura especial para aquele dia. Reuniram-se à mesa e comeram toda a travessa sem nem perceber. Quando começava a contar histórias, sua mãe não parava nem um minuto.

Hans tinha apenas a mãe. Que era suficiente para ele. Ela tentava abraçá-lo de várias formas: com os braços, com comidinhas, com as palavras, com as músicas que cantava, etc. Ela tinha uma capacidade fora do normal para fazer bolos gostosos, bolachas e pães artesanais. Teve de lidar com alguns preconceitos no início do relacionamento com o pai de Hans, mas tirara de letra. Afinal, sua fé e bom humor valiam mais do que qualquer conotação preconceituosa que usassem contra ela.

Inclusive nos dias mais árduos da família, era ela a responsável por não agravar o estado do pai de Hans, pois, se por um lado sabia fazer muita comida derivada de farinha, por outro, aprendera muitas receitas para diabéticos poderem comer. Lasanha de berinjela e macarrão de Konjac ao molho funghi eram os preferidos do pai de Hans.

— Mãe, já imaginou se o presidente aceita minha pesquisa? Imagina a gente salvando pessoas que poderiam ter o mesmo fim de papai?

— Olha, meu filho, eu rezo a Deus por isso, viu? Embora esse presidente não seja flor que se cheire, eu espero que Deus sussurre no ouvido dele para permitir o andamento da sua pesquisa e que sussurre nos seus ouvidos também para achar o melhor medicamento para essa pandemia.

E Hans sonhava longe, longe... Mas no dia seguinte, lá estava ele. Chegara uma hora adiantado. Ansioso. Os pés batendo no chão, os dedos estalando. Fazia discursos na sua cabeça para melhor falar para o presidente e os ministros.

Na hora certa, pontualmente, ele foi convidado a entrar no anfiteatro. Um gelo percorreu a sua espinha. Sabia que era o grande momento da sua vida. Hans, que tinha uma mente brilhante e uma didática melhor ainda, conseguiu alternar entre linguagem altamente técnica e leiga, para que todos os presentes entendessem.

A apresentação não durou mais que trinta minutos. Não queria falar além do necessário para não cansar as pessoas. Ao final, abriu para perguntas. Os presentes pediram a Hans para se retirar por alguns minutos, e ele obedeceu.

Logo uma secretária abriu a porta e o chamou para entrar novamente no anfiteatro.

— Senhor Hans — disse o presidente — conhece este homem aqui?

Apontou para um senhor de cabelo branco, nitidamente com sobrepeso.

— Não tenho esse prazer, Vossa Excelência. Quem seria?

— Ele é o maior acionista do nosso país. É importante detentor dos papéis das empresas que giram nosso motor econômico. Sócio majoritário das duas maiores empresas de produtos alimentícios e dos cinco maiores laboratórios farmacêuticos do nosso continente.

Hans estava diante do presidente da nação e de um dos homens mais ricos do mundo. Estava atônito quando o homem lhe estendeu a mão.

— Parabéns, Sr. Hans! Cada frase sua me deixou mais empolgado ainda. O senhor chega em boa hora.

Hans sorriu de maneira tímida. Agradeceu. Ao perceber o jovem atônito, foi o presidente que tomou a frente da conversa:

— A partir de hoje o senhor trabalhará para ele — disse o presidente.

— Mas e os meus estudos? Não posso largar o pessoal do laboratório assim na mão...

— Eu tenho uma proposta para o senhor — adiantou-se o homem rico. — Mas prefiro conversar a sós para você pensar melhor.

Hans não sabia se ficava feliz ou triste. Mas marcou encontro já na semana seguinte para conhecer a proposta.

Chegando em casa, foi correndo conversar com sua mãe. Como toda mãe, ela possuía o sutil dilema entre administrar o que seu sexto sentido dizia e permitir que o filho exercesse o livre-arbítrio. Ao ser questionada sobre sua opinião, apenas falou:

— Filho, pense bem. De hoje em diante, pense em qualquer passinho que for dar na vida. Hoje você é um homem novo, inteligente e assediado por homens poderosos. Eles entendem que você pode ter a chave de algo muito importante. Mas pense com seu coração. Cuidado para não se precipitar.

— Eu vou pensar. Eu vou pensar...

Na semana seguinte ele estava lá, em frente a um arranha-céu muito moderno, espelhado, que era imponente por si só.

Entrara na recepção do edifício e a recepcionista cadastrou sua digital. Apenas entregou seus documentos e ela já sabia quem era ele.

— Seja bem-vindo, Sr. Hans. O senhor pode pegar o elevador e apertar o número 28.

Hans entrou no elevador panorâmico, do qual dava para ver a cidade inteira. Enquanto subia, refletia e agradecia a Deus pela oportunidade da sua vida. Ao chegar ao vigésimo oitavo andar, as portas se abriram e ele ficou mais abismado ainda: o elevador dava direto na sala do homem rico. Ele nunca tinha visto aquilo. O homem o esperava no fundo da sala, na sua própria mesa.

— Entre, meu querido. Estava à sua espera.

Hans timidamente entrou. Dessa vez sem apresentações no PowerPoint, sem papéis, sem nada. Apenas foi entrando e observando o ambiente com quadros maravilhosos e janelas que lhe davam a sensação de estar no céu, detendo todo o poder que move a terra.

— Hans... Posso te chamar de Hans, certo? Prefiro que não haja formalidade entre amigos.

— Claro, claro, afinal, esse é o nome do meu avô e eu adoro me chamar como ele.

— Realmente um nome lindo, menino. Bom, deixa eu te explicar como vai funcionar daqui em diante.

Eis que o homem rico explicou tudo o que queria fazer daquele momento em diante. Estava com graves problemas de saúde, e por questões genéticas, suas filhas e seus netos também estavam caminhando no mesmo rumo. Sem falar que ele via nisso uma cura para a obesidade, que ajudaria os demais. Claro, estava implícito naquela conversa que todos ganhariam muito dinheiro com o novo medicamento. Muito dinheiro mesmo. Inclusive Hans...

— Veja, meu caro Hans, o que você vai ganhar *por mês* (o homem enfatizava) é o que o senhor ganharia a cada *dez anos* se continuasse com a bolsa pífia que tem do governo para estudar naquele porão que vocês chamam de universidade. Aqui, além disso, você poderá comprar, digo, adquirir qualquer funcionário que queira como seu ajudante. E, claro, nem preciso falar que os aparelhos serão os mais sofisticados do mundo.

Hans não sabia o que dizer. Nunca ouviu falar nessa quantia de dinheiro.

— Você já ouviu falar do Sr. Sozeb?

— Sim, o homem mais rico do mundo.

— Pois saiba que ele já sabe da sua existência. Ele é meu amigo íntimo e quer muito conhecer você.

Era muito prestígio para a cabeça de Hans. A doença do seu pai deixou a família na bancarrota. A única renda que entrava em casa era a da bolsa de estudos de Hans e uma pequena pensão da mãe. Eles já tinham casa própria, herdada do seu avô, e não tinham muitas dívidas. Dava para levar uma vida simples. Bem simples. Hans pensava em sua mãe. Como garantir um bom envelhecimento para ela? Sua genética ajudava. Ela era forte, saudável, ativa e lúcida. Mas até quando? E depois que acabassem seus estudos? Viraria professor? Em caso negativo, sairia da universidade com uma mão na frente, outra atrás?

— Eu aceito!

— Eu sabia que o senhor... ops, você, era um homem inteligente, meu amigo Hans!

Serviu então uma bebida para os dois, que Hans nem sabia o que era, e achou ruim, mas tomou mesmo assim. Terminaram aquele momento conversando sobre esportes e amenidades.

Hans chegou em casa eufórico. Sentou-se com a mãe e lhe explicou tudo o que tinha acontecido. Ela escutava aquilo tudo muito apreensiva.

— Mãe, vamos agora entrar em um site e procurar um apartamento bem localizado para ficarmos. A senhora não vai mais ter que cuidar de quintal e ficar fazendo esforço físico.

— Mas, meu filho, isso é terapia pra mim. E, além do mais, foi aqui que seu pai e eu criamos você. Eu não vou sair daqui.

— Mas, mãe...

— E peço a você que tenha muito cuidado, meu filho. Não conhecemos essas pessoas, não sabemos que interesses as movem. E para falar a verdade, não sinto algo bom em mim com todo esse dinheiro aparecendo do nada.

— Não é do nada, mãe! São anos de estudos. São os frutos que você e papai plantaram lá quando eu era criança, me ensinando biologia, história e literatura. Tudo isso culminou em eu ter entrado em uma boa universidade e me destacado. E, não bastasse ter entrado em uma boa universidade, fui o melhor cientista, ganhando bolsas e prêmios diversos. Não é do nada, mãe, não fale assim...

— Meu filho, meu coração de mãe não se engana. Eu temo por nós, não sei por quê.

— Mãe, a senhora falou para eu seguir meu coração. Pois é isso que vou fazer. Me deixa tentar, pelo menos.

— Eu não tenho que deixar nada, meu filho. Você já é um homem feito e me enche de orgulho. Apenas não sei explicar o aperto que sinto no meu peito. Mas não se preocupe. Vai passar.

A mãe de Hans também não queria estragar o projeto do filho. Decidiu parar por ali, afinal, já tinha dado seu recado. Naquela noite rezou muito.

No outro dia, Hans foi à universidade normalmente e fez uma proposta para dois colegas seus, que toparam na hora trabalhar com ele. Despediu-se de maneira rápida e eufórica do pessoal do departamento.

Ele estava indo curar a pandemia mundial de obesidade, e de bandeja, ficaria rico. Por muito menos que isso já ficaríamos eufóricos, não?

***

Hans se dedicou de corpo e alma ao seu projeto. Tinha um escritório que era um andar inteiro daquele edifício. Uma sala de reuniões só para ele. Um anfiteatro só para ele. Mesa de sinuca, sofá e videogame para os intervalos. No andar de cima funcionava o laboratório.

Reunia-se toda semana com os homens e mulheres mais influentes do mundo. Em questão de semanas, já tinha modificado todo o seu círculo de amigos.

Sua mãe a tudo assistia com muita atenção. Hans já não morava mais com ela. Alugara um flat no mesmo bairro do seu office. Gostava de ir trabalhar a pé, e do bairro em si.

E então, numa memorável manhã de segunda-feira, eis o medicamento pronto! Hans avaliou com toda a diretoria o cronograma de testes. Primeiro camundongos, depois humanos, e, depois de algum tempo, iria para o mercado.

O homem rico não gostou muito disso. Falou que ia ter uma reunião com o presidente para antecipar isso tudo, pois caso os resultados dessem positivo com os animais, não precisaríamos de tanta burocracia. Hans ficou preocupado por um momento. Eticamente não seria esse o caminho certo. Mas deixou a coisa rolar.

Semanas após testarem com os camundongos, os resultados obtidos eram melhores do que se esperava. Os animais estavam bem-humorados. Comiam pouco, se exercitavam mais e estavam todos magros.

— Parece milagre! — dizia o homem rico.

Hans ficava satisfeito com aquilo tudo.

Eis que, certo dia, enquanto Hans estava pipetando algo em seu laboratório, o homem rico e o presidente entraram repentinamente. Com um ar de quem não quer nada, o presidente, após os cumprimentos iniciais, interrogou:

— Meu querido cientista... Como estamos indo com a nossa cura?

— Melhor, impossível! Nenhum efeito colateral relatado nos animais por enquanto. Acho que acertei em cheio na fórmula, pois eles não se tornaram apáticos ou anêmicos. Estão me parecendo muito equilibrados. Os níveis de dopamina também estão estáveis.

— Ótimo, e os testes em humanos?

— Preciso de mais um ano ainda, Sr. Presidente.

— Hans, não temos esse tempo. Nosso sistema de saúde vai colapsar antes disso.

— Entendo perfeitamente, mas as normas que a ciência impõe...

— Eu não tenho o menor tempo para as normas que a ciência impõe. A ciência às vezes fica brincando de fantasia e não acorda para a realidade. Meu negócio é com a vida real, e neste momento precisamos distribuir isso para a população.

O presidente tinha subido o tom. Tinha mostrado um pouco mais suas garras. Hans ficou atônito. Segurando uma pipeta na mão, ficou sem palavras.

— Hans — tentando amenizar, interferiu o homem rico — pensa um pouco fora da caixinha. Precisamos romper um pouco com essa burocracia toda.

— Mas não é burocracia. Parece que vocês não entendem. Isso é proteção da raça humana. Não somos ratos. Existem várias substâncias que se comportam de uma maneira em roedores e de outra em humanos.

— Eu entendo, Hans — disse o homem rico. — Mas precisamos disso logo, para que a cura chegue no momento certo. Gostaria de lembrá-lo de duas coisas, meu jovem. Primeiro, quanto antes a cura chegar, antes você vai ser visto como alguém muito importante na história do mundo. E, segundo, você terá um percentual de lucro sobre as vendas do medicamento.

Pronto. A semente do mal, que já vinha aos poucos sendo regada na cabeça de Hans, agora frutificava de vez. A proposta pegou no ponto fraco de quase todo homem da época: dinheiro e prestígio.

— Meu amigo — falou agora o presidente — me desculpe se fui rude. Mas o fato é que a vida não pode esperar para ser salva. E por que não aumentar mais ainda sua renda fazendo o bem para as pessoas?

Hans enganara a si mesmo, de que até agora tudo isso fora por objetivos nobres. Sua consciência, onde estão escritas as leis de Deus, tinha soado um alarme: tem algo errado aí. Mas ele ignorara essa voz.

— Preciso de uma semana então — disse Hans.

— Maravilha! — exclamaram os outros dois, retirando-se do laboratório.

Quando saíram, Hans pensou em mil coisas. Precisava ganhar tempo, na verdade. Pensou até em pedir demissão. Mas também pensou que não seria nada demais, afinal o medicamento era bom. Imagens de muito prestígio vinham à sua mente. Entrevistas nos principais jornais, com famílias e mais famílias deixando de perder o ente querido por causa do diabetes que seu pai teve.

Mas um sentimento profundo de culpa não podia ser ignorado. Nessas horas ele sabia a quem recorrer: sua mãe. Embora não morasse mais com ela, ia visitá-la sempre que podia para comer um bolinho no final da tarde. Mas essas visitas estavam se tornando cada vez mais escassas, pois Hans estava sendo engolido pelo trabalho.

— Mãe, o que a senhora acha que devo fazer?

— Filho, meu coração de mãe não se engana. Se a sua consciência o alertou, é que algo não está certo.

— Mas, mãe, se eu sair, outro pior pode entrar nesse projeto. Os direitos de tudo que eu produzi já são do laboratório. Isso está previsto em contrato prévio.

— Pois que seja então, meu filho! Deixe nas mãos de outra pessoa essa irresponsabilidade.

— Mas isso é minha vida, mãe... Não posso abandonar assim. Tenho uma semana para achar algo errado, ou tentar ganhar tempo. O problema é que os funcionários que estão lá são muito fiéis ao homem rico. Se eu começar propositalmente a adiar as coisas e alegar motivos técnicos, eles saberão que estou enrolando.

— Meu filho, escute bem. Eu venho aconselhando você desde que largou sua bolsa na universidade. Não vou mentir que não fico orgulhosa de ver seu nome sendo citado nas revistas e nos jornais. Sei que você é idealista e está feliz com sua tranquilidade financeira. Você já sabe, obviamente, a minha posição. Agora nos resta ver qual será a sua.

Hans, como há tempos não fazia, chorou. Deitou no colo da mãe como uma frágil criança e chorou. Estava cavando um poço do qual era cada vez mais difícil sair.

No dia seguinte acordou pensativo, e uma reflexão importante veio à sua mente. Poderia, sim, distribuir já o medicamento, e em paralelo a isso iria desenvolver pesquisas que atenuassem algum efeito colateral que porventura aparecesse. Iria liberá-lo em uma semana se a indústria prometesse um "recall" dos medicamentos caso algo desse errado.

Então propôs todas essas medidas para o homem rico. Que o abraçou e topou na hora.

Naquela noite, jantaram no restaurante mais caro da cidade Hans, o homem rico e o presidente. Depois de alguns goles de vinhos caros, Hans já estava entre amigos, e mais nada podia parar aquela sandice de prescrever um medicamento que fora testado apenas em ratos por algumas semanas. Mas, como sempre: era em prol da nação!

A certa altura, quando todos estavam realmente altos, Hans, já se sentindo bem à vontade, ficou em pé, pegou a taça e, com o rosto vermelho de vinho e o olhar distante, se pronunciou:

— Queridos amigos, sei que isso seria tarefa do departamento de marketing, mas, considerando ser o pai do medicamento, gostaria de dar eu mesmo o nome para o meu filho!

— Diga lá, meu amigo — disse o homem rico, olhando para o presidente e sorrindo.

— Ele vai se chamar Tless, de TastyLess, pois é como as comidas que engordam ficarão de agora em diante: sem sabor!

O homem rico sabia que diminuindo as vendas de produtos açucarados suas ações cairiam também. Mas ele era visionário. Estava tudo calculado. Tranquilizou-se e ergueu a taça, chamando todos para um brinde:

— Então, com um brinde, vamos batizar este novo filho!

Todos riram.

Tless chegava ao mundo. E sua história com o mundo só estava começando.

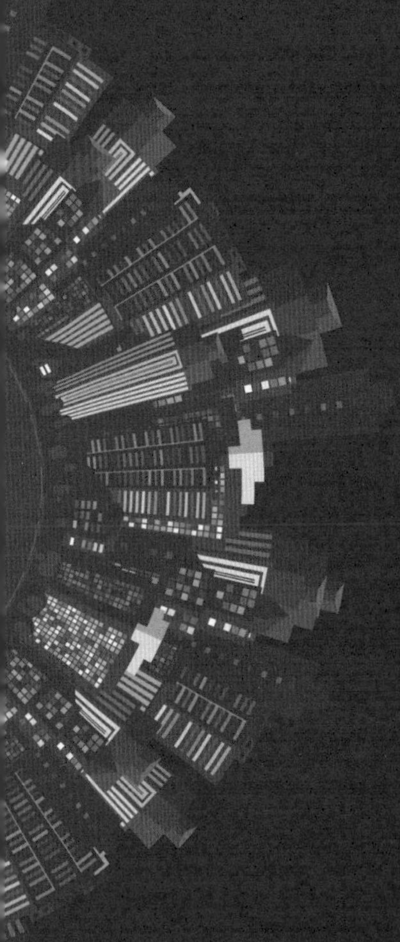

CAPÍTULO 3

O CONCURSO

Chico estava empolgado. Era seu primeiro dia de aula no cursinho preparatório para o concurso público que ia prestar.

O fato de ter escolhido ser FPC não lhe dava somente um norte econômico e profissional, mas na própria vida. Usaria seu emprego só para poder jogar seus jogos com mais paz. Vendo seus pais se consumirem no trabalho, entendeu que dificilmente havia uma separação entre vida e trabalho, e não queria que fosse assim com ele.

Na verdade, ele ia ter um hobby: ser FPC. E o exerceria apenas para poder fazer as coisas de que realmente gostava.

Na sala de aula, sentou-se no meio. Nem no "fundão", nem na frente. Gostava do meio-termo das coisas e pensava que os alunos mais equilibrados estariam no meio.

O primeiro dia de aula foi interessante. A primeira matéria se chamava "A organização estatal", em que ele sabia tudo sobre as hierarquias, os poderes, as obrigações do Estado. Era uma matéria praticamente de fluxograma. E ele achou muito interessante aquilo tudo.

A segunda matéria se chamava "A antiga epidemiologia". A professora explicava como funcionava a saúde pública na época da pandemia da obesidade em 2020, e como isso revolucionou o sistema de saúde atual.

Chico degustava o contraste entre os dois professores.

O primeiro parecia amar o Estado. Falava da importância de um Estado forte, presente. Principalmente em épocas de pandemia. A professora da segunda disciplina, não. Ela não gostava de Estado. Segundo ela, tudo o que aconteceu era culpa do Estado. Chico não queria saber de mais ou menos Estado. Queria passar no concurso e ter estabilidade. Anotava tudo, acompanhava tudo.

Nos intervalos, era extremamente social. Não era negligente com as cápsulas de foco e concentração. Sabia que todos ali também estavam bem equipados de recursos ergogênicos para o aprendizado. Mas isso não significava que o clima era hostil ou competitivo demais. Vários tipos de cargos públicos iam abrir naquele ano, e o pessoal aproveitava para se conhecer e trocar algumas ideias. Mas uma coisa era fato: ninguém falava muito sobre si.

Chico chegou em casa tarde. Sua mãe já estava dopada. Seu pai nem chegara ainda. Chico teria aula cedo no outro dia. Mas isso não o desanimou de jogar pelo menos uma partidinha. Por volta das 2 da manhã, dormiu.

No outro dia acordou, tomou o shake energético e foi para a aula. Gostou das aulas. Foi realmente empolgado.

— O Estado tem função de amparar aqueles que foram sendo deixados para trás por pessoas com privilégios — dizia um professor.

— O Estado é um ladrão legalizado. Ele rouba você através do imposto — dizia a professora.

Chico adorava. Adorava se sentir alguém que conseguia dialogar com os dois pontos de vista.

Por meses a rotina foi essa: aula o dia todo ouvindo professores pró e contra o Estado, chegando em casa, às vezes vendo sua mãe, às vezes não, e toda noite pelo menos uma partidinha rápida no computador.

Era impressionante como Chico tinha melhorado de suas angústias. Nesse período ele viu claramente que uma vida digna de ser vivida não podia ser à base de jogos virtuais e diversão. Tudo na natureza trabalha pelo coletivo. E ele se sentia feliz de pensar que poderia, no futuro, fazer parte de um importante órgão público.

Chico não era idealista. Era muitas vezes ingênuo. Frequentemente era o último a entender alguma malícia dos colegas. Mas nem por isso deixava de ser astuto quando queria. E sabia, de uma vez por todas, que esse era o emprego dos seus sonhos.

***

Chegara a Semana Prática no cursinho. Uma vez por dia, um profissional iria conhecer a turma e falar sobre seu cargo, suas dificuldades, suas facilidades, etc.

Na quarta-feira seria o dia do FPC, e Chico era o aluno mais ansioso para conhecer um pessoalmente.

No dia especificado, a professora chegou com um homem de meia-idade, aparentando estar bem cuidado e bem de saúde. Cabelos penteados sem exagero, alto, magro como todas as pessoas do mundo, e com um leve bom humor.

Quando a professora abriu para perguntas, Chico foi o primeiro a erguer a mão solicitando a palavra.

— Pois não, Chico. Faça sua pergunta — disse a professora.

— Por que o senhor escolheu essa profissão?

— Porque desde cedo sempre fui muito chato em casa. Fiscalizava se meus irmãos ajudavam meus pais, se eles tinham lavado as mãos antes de...

Fez-se um silêncio na sala. Ingênuo que era, Chico não tinha percebido que a palavra que faltava era "comer".

— Antes de...? — perguntou.

— Antes de fazer algumas atividades específicas...

O homem ficou sem graça. E o clima ficou estranho na sala. A professora sabia que Chico não tinha entendido, e talvez a maioria dos alunos ali também não. No entanto, para quebrar aquele silêncio, ela falou.

— Alguém mais tem alguma pergunta?

Ninguém mais tinha. O homem se despediu e a aula voltou à normalidade.

Chico foi para casa intrigado. Não porque pensou na possibilidade de alguém comer algo, mas porque aquele homem falou em "lavar as mãos". Curioso que alguém usasse a água, o líquido vital de que cada um dispunha de maneira limitada no seu aguador, em casa, para lavar as mãos.

Para Chico, todas as substâncias bactericidas, antibióticas, probióticas, antifúngicas eram ingeridas nos shakes, e ele nem tinha percebido quanto o mundo estava esterilizado. "Lavar as mãos antes de fazer atividades específicas... Que bizarro!"

Chegando em casa, houve um fato curioso. Sua mãe tinha acabado de tomar o Numb, e Chico a encontrou bem nesse intervalo em que ela começava a ficar grogue e tonta.

— Mãe, por que antigamente as pessoas usavam água para lavar as mãos?

— Porque elas viviam de verdade.

E fechou os olhos.

Chico ficou mudo vendo aquilo. Sentou-se. Provavelmente ficaria imerso em pensamentos e teria uma noite mal dormida. Toda vez que se sentava para refletir, sentia falta de segurar algo na mão, que não sabia o que era. Sentia uma vontade estranha de ficar bebendo água enquanto olhava para o céu, ou mastigar as cápsulas, que deviam ser engolidas intactas. Era curiosa aquela sensação, mas, com medo de ser tachado de doido, ele não comentava com ninguém.

"Porque elas *viviam de verdade*", dissera a mãe. "O que significava isso? As pessoas viviam de verdade porque lavavam as mãos, ou lavavam as mãos porque viviam de verdade? Que coisa mais sem pé nem cabeça!", pensava Chico.

Como foi dito, Chico era ingênuo, mas também astuto. Esperou seu pai chegar — eram altas horas já — e fez algo curioso. Assim que seu pai entrou em casa, Chico espertamente fez que estava usando o aguador para lavar as mãos.

Seu pai passou, olhou aquilo e parou de repente.

— O que você está fazendo?

— Lavando as mãos, pai.

— Por quê? Não tomou banho hoje ainda?

— Sim, tomei.

— Vai colocar a mão na boca?

"Que pergunta estranha!"

— Sempre colocamos quando ingerimos as cápsulas, pai.

— Você não precisa lavar as mãos para ingerir cápsulas.

Seu pai estava sério. E Chico sabia quando ele falava sério.

— Eu só pensei que...

— Você nunca deve desperdiçar água do aguador para isso! Lembre-se de que água é nosso principal recurso, e do nosso vizinho que foi multado porque burlou o sistema de controle do tempo de banho.

— Eu sei, eu sei... — disse Chico, cabisbaixo.

— Água não foi feita para brincar, meu filho. Não complique o seu pai. Temos uma condição financeira boa, mas, além de eu tomar uma multa, não pega bem para mim.

— Me desculpe...

Chico foi dormir.

Alguns tabus, a gente só percebe que eram tabus depois, com mais idade. Na verdade, a maioria dos tabus é assim. Quando crianças nem percebemos, mas sentimos por uma linguagem não falada que não devemos tocar em determinado assunto.

Às vezes, como foi nesse caso, o tabu é escancarado na nossa frente. Mas preferimos nos calar ante o ineditismo da situação. Às vezes, perguntar demais também pode ser ruim. Principalmente em uma sociedade que não sabe lidar bem com perguntas.

Os dias foram passando para Chico. E ele percebeu o quanto, na escola, não tinha amadurecido tudo o que precisava amadurecer. Quanta coisa nova tinha aprendido! E quanta opinião diversa em assuntos de adultos tinha podido ouvir!

Faltava apenas uma semana para o concurso. Chico, que não tinha problemas de sono, como todo habitante de classe média de Fit City, tomava cápsulas para dormir, e começara a sentir nervosismo durante o dia. Pensou em começar a ingerir cápsulas de SlowDown. Mas não sem antes consultar sua mãe.

O problema era que sua mãe estava sempre trabalhando, ou sob o efeito do Numb. E essa foi outra constatação que Francisco teve, por incrível que pareça, somente com essa idade: sua mãe não era uma mãe presente! E isso foi mais um motivo para se sentir aflito durante o dia. Decidiu novamente esperar por seu pai. Quando ele chegou, já o abordou.

— Pai, preciso ingerir SlowDown, eu acho.

— Por que, meu filho?

— Porque eu tenho estado aflito, nervoso... O concurso está chegando.

— Entendo.

Seu pai ainda estava em pé.

— Sabe, pai, às vezes sinto que quando estamos conversando eu me acalmo. Por exemplo, agora. Neste momento nem preciso tomar nada.

— Pois é, meu filho, mas infelizmente a vida cobra muito da gente quando ficamos adultos. Veja hoje, por exemplo. Daqui a pouco já preciso dormir, e você tem aula amanhã.

— É verdade — murmurou Chico.

— Fique tranquilo. Amanha à noite trago da fábrica o SlowDown para você.

— Obrigado, pai. Durma bem.

— Você também, Chico.

Com o SlowDown a coisa melhorou um pouco. Mas na véspera do teste Chico teve que duplicar a dose. Acordara no outro dia com a sensação boa. Dormira profundamente e já tomara o energético. Ia enfrentar o mundo agora. Tinha que ser o melhor naquela prova.

Ao chegar ao local, sentou-se na carteira especificada e respondeu às perguntas com relativa facilidade. As provas eram objetivas, mas o grande desafio era a redação. O tema proposto era "Desafios Bioéticos da Eugenia", que ele tinha estudado. No entanto, deixou muito mais seu *feeling* dizer como ia se portar diante desse tema. Acabou a prova e foi para casa.

Nada digno de nota nesse dia, a não ser que, quando chegou em casa, dormiu como um anjo. Detalhe: esqueceu-se de tomar o SlowDown, de tão tranquilo que estava.

No outro dia acordou mais tarde que o habitual, e, como sempre, estava sozinho em casa. Como não tinha trabalho e nem mais aulas, Chico jogou muito durante aquela semana. A secretaria da educação prometeu divulgar apenas em uma semana os resultados, mas Chico consultava diariamente o portal para ver se as notas já tinham sido lançadas. Eis que uma semana após as provas o resultado foi divulgado: Chico passou em primeiro lugar! Foi a melhor nota, a melhor redação. Mostrava conhecimento técnico e habilidade com temas complexos, como era o da redação.

Esperou seus pais chegarem do trabalho para contar. Como sempre, sua mãe foi a primeira. Chegou exausta como sempre, indo direto para o aguador. Chico a interceptou no caminho.

— Mãe, espera. Preciso te contar.

— Diga, meu filho...

— Passei no concurso! Em primeiro lugar!

— Está falando sério?

— Sério, mãe! Seriíssimo!!!

Sua mãe demonstrou uma felicidade genuína. Abriu o rosto completamente e o abraçou.

— Como foi a redação?

— Foi bem, tirei de letra...

— Ah, que bom!

— Tenho o rascunho dela aqui. Posso pegar lá no quarto e ler pra você?

— Claro, meu filho!

— OK, já volto!

Chico foi para o quarto. Não conseguia se lembrar de onde tinha deixado a redação. Queria muito mostrar para sua mãe — inclusive citara a profissão de formulogista no seu texto. Mas demorou um pouquinho mais do que esperava, e quando chegou já era tarde. Ela estava dopada, com aquele olhar distante após tomar uma dose de Numb. Ele abaixou a cabeça e os braços e voltou para o quarto. Queria esperar seu pai.

Já passava da meia-noite e ele não tinha chegado ainda. Eram quase 2 da manhã, enquanto jogava, quando percebeu seu pai chegar. Foi recebê-lo. Correu antes que o pai tomasse o remédio para dormir.

— Pai, pai! Passei no concurso!

Seu pai, diferente da mãe, foi menos eufórico. Fez um olhar calmo e disse:

— Meus parabéns, meu filho. Eu fico muito orgulhoso da sua conquista.

— Obrigado, pai.

— Só quero que você saiba que não é fácil ser do Estado. Você vai ter muitos desafios pela frente.

— Eu sei, pai.

Chico deu um abraço no pai e voltou para o quarto. Novamente dormiu sem precisar tomar o SlowDown.

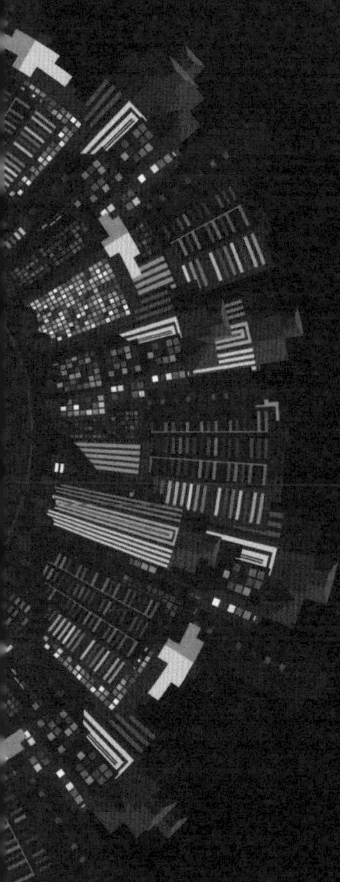

CAPÍTULO 4

FISCAL DE PESO CORPORAL

— Senhores, sejam bem-vindos à Secretaria da Saúde de Fit City— SSFC. Aqui os senhores serão treinados para serem fiscais do peso corporal dos cidadãos. Nossa cidade tem a nota mais alta na avaliação desse cargo, que, como vocês sabem, é um cargo mundial.

Chico e mais outros cinco prestavam muita atenção à instrução daquela mulher que parecia ter dois metros de altura e dava medo. Ela falava com um sotaque que não conseguia identificar bem.

— Vocês precisam ter a noção exata de que são os olhos do sistema. O sistema depende do olhar e da acurácia de vocês. Não pensem que essa profissão é de simples aferição, pois muitas vezes algumas situações poderão ser embaraçosas.

Chico, sociável que era, já se apresentara a todos, que estavam igualmente curiosos para saber quem era o Francisco que passara em primeiro lugar com nota dez na redação.

— Hoje vocês farão um tour pela secretaria, guiados pelo nosso mais antigo fiscal, o senhor Nelson.

Nelson entrou no recinto pela porta detrás da sala, portanto, sem que os alunos vissem. Era magro e tinha a cara fechada. Não era de muitas palavras.

— O senhor Nelson foi um grande combatente, e se hoje temos nota máxima na avaliação dos nossos fiscais, muito devemos a ele.

— Exatamente! — resolveu se pronunciar o homem. — Eu fui o primeiro fiscal a descobrir e combater a Resistência.

Ao dizer essa última palavra, a sala emudeceu.

" 'Resistência'? Como assim?", todos pensaram.

— Nessa hora vocês devem estar pensando "o que é a Resistência?". Só que eu não vou colocar a carroça na frente dos bois. Vocês vão descobrir por si mesmos. Tudo o que posso dizer é que há um submundo burlando as regras que instituímos mundialmente há anos e temos de ser severos com essa gente — disse a mulher.

Tanto o Sr. Nelson quanto a mulher eram da geração que não só passou pela chamada Reforma Nutricional nos anos vinte, como também trabalharam em prol da Reforma. Foram militantes atuantes. Mas Chico não se aguentava mais. Levantou o dedo e, sem esperar darem a palavra a ele, perguntou:

— Desculpe... Que regras essa gente burla?

Isso desconcertou a mulher. Simplesmente por uma questão muito importante: como explicar que alguém burla regras se as pessoas nem sabiam que elas estavam imersas em regras? E o pior: qual o risco que correriam se contassem para os novos concursados as regras, ou como as burlar? Será que eles também não ficariam curiosos em burlar as regras para conhecer o "outro jeito"! de fazer as coisas?

Portanto, o procedimento inicial para novos iniciados era sempre padrão: não falar sobre as regras para que eles próprios não soubessem como as burlar. Por isso, naquele momento eles só precisavam ganhar tempo. Porque o fiscal, uma vez no exercício da sua profissão, desenvolveria paixão por ela. E quando se tem paixão é mais fácil defender uma causa. Se ela é justa ou não, isso é um mero detalhe.

— Acreditamos no poder do aprendizado — disse a mulher. — Sobretudo no poder do aprendizado que vem da própria prática. Então peço que vocês fiquem tranquilos, pois tudo será esclarecido no devido tempo.

Não adianta abarrotarmos vocês de informações novas hoje. Imagino que isso vá lhes cansar.

Fez sentido para Chico. A ideia de que ainda tinha coisa nova por vir o animava, pois sempre que esgotava um tema e entendia completamente como uma coisa funcionava, desanimava diante dela. Gostava mesmo de novidades.

Dali em diante a mulher lhes apresentou o departamento a que eles iriam pertencer, bem como o cartório deles. De modo que eles estavam cientes de que o cartório dos FPC era mais um "pit-stop" do que qualquer coisa, pois o lugar de trabalho deles era na rua.

Mas mesmo assim Chico quis se certificar, visto que ele escolhera a profissão de FPC, não por um ideal ou porque achava que tinha talento, mas justamente porque queria ficar na rua, sem chefe.

— Mas a nossa profissão é majoritariamente em atividades externas, correto?

— Isso mesmo. Eu espero não os ver muito por aqui. Lugar de FPC é na rua!

Alguns não gostaram desse tom e dessa frase, mas Chico suspirou aliviado.

Chico foi apresentado à sua mesa, que ficava no canto, ao lado de uma grande janela. A vista era formidável.

— Amanhã quero vocês cedo aqui, para o Treinamento de Abordagem Doméstica. Será um dia cansativo. Melhor: será um mês cansativo — dizia a mulher. — O senhor Nelson irá torná-los experts em como abordar cada casa, cada tipo de morador, e fazer um trabalho correto e firme.

— Sim — disse Nelson — não é simplesmente bater de casa em casa pedindo para conferir a balança. Existem normas que vocês precisam seguir; o Estado somos nós.

Chico se empolgava cada vez mais, porque percebia que não tinha esgotado o tema no cursinho preparatório.

— Por enquanto vocês estão dispensados. Podem voltar para as suas casas.

Todos sorriram satisfeitos e saíram.

A mulher e o Sr. Nelson se olharam, esperaram todos sair, e começaram a conversar.

— Eu sabia que ele seria o mais curioso — disse ela.

— Sim, era previsível. Provavelmente herdou a curiosidade do pai — disse ele.

Ficaram ambos pensativos e saíram da sala. Enquanto isso, Chico ia para casa pensando naquelas coisas todas.

Regras?

Resistência?

Quanto tabu...

Lembrou, por algum devaneio, daquele papo esquisito no cursinho sobre "lavar as mãos antes de atividades específicas". Será que tudo isso tinha algo em comum? Chico sorriu e continuou a divagar. Tudo era muito curioso. E ele adorava isso.

Como tinha sido dispensado mais cedo, chegou em casa, já ligou o computador e se internou nos jogos novamente. Depois de horas, ouviu a voz da sua mãe de longe:

— Boa noite, filho!

Ele nem percebera que ela chegara.

— Boa noite, mãe!

Depois de mais algumas horas, seu pai chegou. Chico largou tudo e foi, como de costume, falar com seu pai. Enquanto seu pai ingeria o SlowDown, Chico falou:

— O que é a Resistência, pai?

Seu pai dissimulou o espanto enquanto ingeria o shake. Fez sinal com a mão para esperar. Queria ganhar tempo. Chico olhava com os olhos esbugalhados para o pai.

— São um grupo de pessoas que não pensam no interesse coletivo, meu filho. Pessoas egoístas, que só querem o bem para si próprias.

— Entendi. Então são maus?

— Sim. Muito maus. Por eles, jamais estaríamos usufruindo o que usufruímos hoje.

— Entendi. É que falaram sobre isso hoje lá na secretaria.

— Provavelmente você vai saber tudo na hora certa. Confie nos seus superiores, meu filho.

— Tá certo, pai. Boa noite, então.

— Boa noite, filho. Durma bem!

No dia seguinte Chico levantou antes do despertador. Estava ansioso por mais aulas sobre a profissão que escolhera para o resto da vida. Gostava de começos...

— Pessoal, hoje vocês irão começar o Treinamento de Abordagem Doméstica — disse a mulher do dia anterior. — Peço que anotem tudo o que puderem. É muito importante que vocês saiam deste treinamento realmente treinados.

Sr. Nelson tomou a palavra:

— Sabemos hoje, graças ao nosso sistema, tudo o que uma família comumente faz dentro de casa. Sabemos, e isso é muito bom, que as famílias são parecidas demais entre si. As pessoas, depois de uma certa idade, acordam, tomam seus shakes e suas cápsulas, vão para a escola ou o trabalho, e ao final do dia retornam para casa, tomam seus shakes e suas cápsulas e dormem.

"Nossa! Esse homem descreveu exatamente a rotina da minha vida inteira", todos pensaram.

— O comportamento humano é bem previsível — dizia o homem — e hoje já está bem delineado. O homem na sociedade precisa produzir. E é por isso que vocês não se lembram de quando foi que começaram a ficar fora de casa o dia inteiro. Vocês foram, desde a mais tenra idade, treinados para ser o espetáculo produtivo que são.

— Para vocês terem ideia, antes as crianças começavam a ler só aos 6 ou 7 anos. Hoje, com 4 anos elas não só já sabem ler, mas também resolver algumas equações básicas de álgebra.

— Que interessante! E como conseguimos tanta evolução? — perguntou alguém.

— Duas coisas principais: modificações na dinâmica social, e temos que dar crédito também aos profissionais que desenvolvem as cápsulas para performance cognitiva que vocês ingerem desde o nascimento.

"Que fascinante", pensava Chico. "Esses profissionais de que ele fala provavelmente seriam os da classe do meu pai. Será que isso tem a ver com aquele pessoal da Resistência, que não queria que o homem usufruísse as coisas que usufrui?". Ficou com essa dúvida. Quem não ia querer usufruir de uma superinteligência? De uma alta capacidade de memorização?

Então o Sr. Nelson continuou:

— Portanto, meus amigos, o que vocês precisam entender é que, caso vocês façam as visitas somente em horários comerciais nas casas, as pessoas não estarão lá. Falando isso de maneira inversa: apenas poucos tipos de pessoas ficam em casa no meio da manhã ou no meio da tarde.

Todos acompanhavam sem piscar o que aquele homem falava.

— Domésticas, cuidadores de crianças até dois anos, aposentados, zeladores e porteiros de condomínios, doentes ou portadores de necessidades especiais, com ou sem enfermeiros, trabalhadores noturnos que voltam para casa dormir, e algumas outras poucas pessoas de outras profissões que iremos abordar em breve.

Uma pergunta que nunca lhe ocorrera antes aparecia agora na mente de Chico. E ele não se segurava:

— É proibido ficar em casa em horário comercial? Digo... precisaríamos aplicar alguma multa?

— Não, não. Essa época já passou! Hoje as pessoas têm consciência de que elas precisam sair do próprio umbigo e produzir algo para a sociedade. "O tempo não para", certa vez disse um músico. Precisamos pensar nos demais e produzir sempre. Gerar conhecimento e gerar qualidade de vida para a sociedade.

— Entendi...

— Hoje em dia — dizia o antigo fiscal — as pessoas se sentiriam envergonhadas de ficar em casa sem fazer nada enquanto o mundo todo trabalha.

— É verdade — algum aluno respondeu.

Chico se lembrou de que ninguém o obrigou a procurar algo para fazer da vida. Após terminar seus estudos, ainda quando não tinha escolhido a sua profissão, uma espécie de urgência lhe bateu na consciência, e se sentia envergonhado de ficar em casa jogando jogos online.

— Hoje vamos estudar bem os tipos de profissões que temos na sociedade, e depois ver como vamos aferir cada um. Lembrem-se: todo mundo tem seu cadastro no Registro Geral Mundial, então sabemos as profissões de todos os habitantes do mundo. Sabemos a que horas saem de casa e que horas chegam em casa.

Aí está outra coisa que ninguém naquela sala sabia.

— E vocês terão que se programar para encontrar todos os moradores em casa. Como falei, existem diversos trabalhadores que não trabalham em horário comercial, pois, como vocês sabem, temos que produzir sempre, e isso quer dizer que à noite as coisas funcionam como durante o dia.

Todos concordavam com a cabeça.

— O que você está achando? — alguém sussurrou para Chico.

— Eu tô achando isso muito curioso — disse Chico.

— Eu tô achando legal, sabe? É como se estivéssemos entrando na maquinaria de um relógio — disse seu amigo.

— Sim, eu sinto isso também.

— Você tem conseguido jogar os seus jogos, Chico?

— Pior que não! Tenho ficado mais interessado em vir pra cá bem descansado. E você?

— Eu sei lá! Acho que nossos jogos vão ficar de lado mesmo. Você viu ele dizendo que não vamos ficar só em horário comercial?

— Pois é. Mas vamos aguardar! Espero que a cota de fiscalização diária não seja um número grande de pessoas.

No meio dessa conversa, ao se distraírem, eles não perceberam que o Sr. Nelson tinha feito um grande esquema na lousa. Era uma pirâmide com algumas flechas saindo dela, apontando para algumas anotações difíceis de entender.

— Então, pessoal, peço que deem uma olhada aqui — apontava o instrutor para a lousa. — Aqui estão praticamente todas as dinâmicas possíveis que uma família pode ter. E não me refiro apenas a Fit City. Falo do país todo.

Os iniciados olhavam atentos.

— Lembremos que vocês estão passando pelo Treinamento de Abordagem Doméstica, e para entender efetivamente quais são as melhores maneiras de abordar as pessoas na própria casa delas é preciso que vocês saibam que cada um tem a sua dinâmica.

Ele continuou:

— Aqui, neste grau mais baixo, estão os trabalhadores mais pobres. São as pessoas que têm trabalho braçal e mais cansaço físico que mental.

Todos olhavam atentos.

— Neste grau intermediário estaria a classe média, a classe que mais produz intelectualmente para o mundo. E no topo temos os ricos.

— Sr. Nelson, qual é o conceito de rico para nós do Estado? — alguém perguntou.

— Poderia aqui dar vários conceitos de rico. Apenas digo que rico é quem não precisa mais trabalhar. Então, quando vocês tiverem dúvida se alguém é rico ou não, perguntem para si mesmos se essa pessoa conseguiria manter seu estilo de vida inalterado se parasse hoje mesmo de trabalhar.

— E como faz para ficar no topo dessa pirâmide?

— Isso é uma longa história. Quem sabe outra hora. Não fujamos do que o Treinamento propõe.

O Sr. Nelson caminhou em silencio pela sala, puxou uma cadeira e falou:

— Vocês devem estar pensando: mas o que isso teria a ver com um Fiscal de Peso Corporal?

Eles, de fato, nem chegaram a pensar nisso, mas fingiram que sim. E realmente ficaram interessados depois que ele levantou a questão.

— Percebam: as necessidades orgânicas mudam conforme a classe em que esses trabalhadores estão. Nutrientes são distribuídos conforme a classe econômica das pessoas.

Chico nem piscava nessa hora.

— Funciona assim: os sachês e as cápsulas de quem fica na base da pirâmide, onde temos trabalhadores braçais, funcionárias de limpeza, seguranças e tudo o mais, possuem mais proteínas do que o normal. Possuem ainda creatina e glucosamina adicionadas, e algumas substâncias similares à testosterona. Isso ocorre porque o jeito de eles produzirem para a sociedade (lembrando que o foco da nossa sociedade é a produção), é tendo uma ótima saúde muscular, ligamentar, óssea, etc.

— Genial! — alguém comentou.

— Os trabalhadores do meio recebem substâncias mais relacionadas à qualidade do sono, performance cognitiva, regeneração de cansaço mental, relaxantes, tranquilizantes, antidepressivos, etc.

"Esses são os meus pais", pensou Chico.

— Pois eles são todos detentores de importante capital intelectual. Então o que eles produzem são pesquisas, projetos de edifícios, equipamentos para hospitais, ou são os próprios funcionários que cuidam da nossa saúde como formulogistas e médicos.

Estavam todos acompanhando e anotando tudo.

— No topo da pirâmide temos os ricos da sociedade. Compreenderam?

— Sim — todos responderam.

— Então agora vamos para a nossa atividade do dia.

Chico, como sempre muito perspicaz, não se aguentou. Percebeu que faltara algo na explicação.

— Espera aí. O senhor não vai falar sobre os nutrientes de que precisam os ricos?

— Não tem o que falar, Chico. Nem nós sabemos direito, pois muitos deles são os donos dos laboratórios. Eles mesmos fabricam seus moduladores de humor, etc. Eu diria que eles têm acesso a tudo o que as demais classes têm, e mais um pouco que não sabemos.

— Entendi — disse Chico, desapontado por sua própria curiosidade.

— Não é o Estado que fornece a eles. Portanto, eles criam substâncias nutritivas exclusivamente para si próprios. Já ouvi rumores de que essa classe conhece substâncias que atrasam o envelhecimento, ou ainda, diz a lenda, que possam prever o futuro. Mas isso podem ser somente anedotas.

Então, após essa explicação, que deixou Chico com uma pulga atrás da orelha, o Sr. Nelson passou as atividades pertinentes a respeito dessa lição. Os novatos, após entregarem, poderiam ir para casa.

Naquela noite, pra variar, Chico esperou seu pai chegar para esclarecer dúvidas.

— Pai, o que os ricos tomam em seus shakes?

Seu pai não esperava...

— Filho, não sabemos ao certo.

— Mas, pai, como o senhor não sabe?

— Eu sou um simples funcionário, filho.

— Tudo bem.

Chico foi dormir. Como nas últimas noites, evitava jogar, justamente para acordar no outro dia com disposição.

No outro dia Chico se levantou, tomou o sachê energético e rumou para o serviço.

— Meus amigos, hoje falaremos dos limites de peso das classes econômicas.

"Nossa, que assunto massa!", Chico pensou.

— A tolerância de extrapolação de peso também muda conforme a classe econômica.

— Como assim? — alguém perguntou.

O instrutor continuou:

— Quero dizer que em cada andar dessa pirâmide há uma porcentagem mais ou menos tolerável para o cidadão que está longe do PP.

— PP? Que diabos é isso? — perguntou uma aluna.

— Peso Perfeito!

Agora Chico começava a entender um pouquinho mais a sociedade. A última vez que sentiu isso foi quando foi fazer seu Registro de Cidadão e nem imaginava que as pessoas tinham um número para indicar quem elas eram.

— Peso Perfeito é a meta de todo mundo na nossa sociedade hoje — disse Sr. Nelson.

— Achei que era produzir — redarguiu Chico.

— Também. Mas a produção não será ótima se a pessoa estiver longe do PP.

— Por quê? — outro iniciado perguntou.

— Porque foi isso que gerou a pandemia que colapsou nosso sistema de saúde.

Definitivamente, a coisa a cada dia que passava ficava mais interessante para Chico. Nunca ninguém explicou as coisas a ele dessa forma. Na verdade, não se lembrava de quando, pelo menos em casa, falavam dessas questões mais relacionadas à dinâmica social em que viviam.

— Como eu falava, quanto menor a renda de uma família, menor é a tolerância que ela tem na variação do Peso Perfeito. Em outras palavras: quanto mais pobre, menos pode oscilar o peso delas, visto que são geralmente trabalhadores braçais, e para produzirem bem devem ter um peso que permita boa mobilidade, condicionamento físico, e, de preferência, custem pouco para os sistemas públicos de saúde.

— O que acontece quando é identificada uma variação maior do que devia no PP do cidadão?

— Isso hoje em dia é raro. Uma das causas pode ser algum problema endócrino-metabólico, e aí está a importância da profissão de vocês. Vocês poderão ser agentes de transformação à medida que detectam uma oscilação maior de peso e encaminham essas pessoas para o médico.

— Entendi. E quais seriam as outras causas possíveis dessa variação de peso?

O homem se atrapalhou um pouco. Não esperava a perspicácia de alguém tão jovem.

— Das outras causas falaremos outra hora, porque essa é a causa principal, e eu preciso dar uma visão geral da coisa pra vocês. Estão me entendendo até aqui?

— Sim, estamos — responderam.

— Então prossigamos. A classe média, ou seja, a classe do meio, tem uma tolerância maior. É mais suscetível ao estresse, e sua profissão geralmente envolve cognição e menos atividade física. Portanto vocês vão perceber que, ao aferir o peso de alguém do meio da pirâmide, a faixa de tolerância do Peso Perfeito tenderá a ser maior.

— Poxa! Mas os pobres, além de ganharem menos, precisam se manter com o peso estável? Isso é justo? — perguntou alguém atrás de Chico.

— Isso é o que o sistema desenvolveu para mantermos todos em ótima performance sempre, seja qual for seu trabalho.

O homem tomou fôlego e continuou:

— Pessoal, entendam que vocês ainda vão ver muita coisa. No entanto, cada coisa será exposta na hora certa. Fiquem tranquilos.

Então Chico, que tinha ficado um pouco quieto, falou:

— Pera aí. O senhor não vai falar dos ricos? Do topo da pirâmide?

Sr. Nelson coçou o queixo. Pensou um pouco e falou:

— Não faz sentido eu falar. Vocês nunca serão autorizados a aferir o peso de gente rica!

Todos ficaram estupefatos. Um silêncio se fez no ambiente. Vendo aquilo, o homem não pôde senão encerrar.

— Pessoal, por hoje basta. Amanhã vamos para as primeiras práticas de vocês. Venham descansados. Estão todos dispensados. Até amanhã.

Chico saiu quase em choque nesse dia. Não entrava na sua cabeça uma coisa dessas. "Como assim, os ricos não devem satisfações ao sistema? Como assim...?". Não entendia. Mas já sabia o que fazer. Ia esperar seu pai chegar. Sabia que ele era "liso", mas algo sempre saía da sua boca mesmo sem querer.

E não deu outra. O pai de Chico mal acabou de chegar, ele já estava de prontidão perto do primeiro lugar a que seu pai ia quando chegava em casa: o aguador.

— Oi, pai, tudo bem?

— Tudo, filho. Manda a pergunta...

Abriu um leve sorriso, com ar de cansado, como quem já sabia por que seu filho estava ali.

— Por que nós, Fiscais de Peso Corporal, não temos autorização para aferir o peso dos ricos?

Seu pai já esperava que, mais dia menos dia, Chico ia saber disso. Assim, já estava com um roteiro de resposta evasiva pré-elaborado:

— O que tutor te falou?

— Sr. Nelson foi evasivo igual o senhor é comigo.

— Meu filho — tomou fôlego — a sua profissão é bem complexa, embora à primeira vista pareça algo simples. Porém, tem coisas que eu imagino que você vai aprender na hora certa. O que eu poderia te dizer agora é que os ricos, os realmente ricos, usufruem de uma liberdade no sistema que as outras classes não usufruem.

— Por quê?

— Primeiro porque foram eles os responsáveis por custearem as pesquisas iniciais da Reforma Nutricional, e segundo porque, se eles tiverem qualquer problema de saúde, eles mesmo se pagam. Afinal eles mesmos são os donos dos hospitais. Essas aferições que envolvem a saúde das pessoas são justamente para evitar gastos do governo com saúde ou sobrecarregar os hospitais particulares.

— Como já aconteceu certa vez?

— Isso. Como aconteceu.

— Hmmm... faz sentido, pai. Obrigado então.

— De nada, Chico. Boa noite!

— Boa noite.

Chico não estava satisfeito. Uma pergunta que sempre pairava na sua cabeça era "se a vida dos ricos é tão boa, o que eles fizeram para ser ricos?". Afinal, Chico também queria ser rico um dia. Mas lembrou-se de que no dia seguinte teria de ir para mais aulas com o Sr. Nelson, antes de ir para a rua.

***

— Pessoal, sejam bem-vindos ao último dia de aula comigo antes de irem a campo — disse o instrutor.

— Imagino que hoje vai ser um grande dia! — um colega comentara com Chico.

— Sim — disse ele — não vejo a hora de meter a mão na massa.

— Hoje — continuava Sr. Nelson — vocês vão praticar em vocês mesmos as aferições. Irão aprender a abordar corretamente o cidadão e tomar as medidas necessárias caso encontrem alguma irregularidade.

"Caso encontrem alguma irregularidade" era algo que o ouvido crítico de Chico não deixaria passar batido. Embora ele já imaginasse do que se tratava, resolveu perguntar:

— Que irregularidades seriam essas?

— Irregularidades com o peso, Francisco. Já falamos disso outro dia, não?

— Sim, sim. Foi só para ter certeza. — Chico disfarçou.

Então o Sr. Nelson, que ainda nem tinha se sentado, chegou mais perto de Chico e falou:

— Falando nisso, vamos aproveitar sua vontade de participar. Você vai ser o primeiro FPC, e seu colega ao lado vai ser o primeiro cidadão abordado.

Os dois prontamente se levantaram. Chico sorria satisfeito.

— Agora faça de conta que você está diante da casa dele. Aqui tem uma porta fictícia — ele desenhava uma porta no ar — e nosso amigo está dentro de casa fazendo seus afazeres. Aborde-o do jeito que achar melhor. Vamos assistir.

Chico, então, simulando que estava com um tablete-balança na mão, bateu na porta. Fez o efeito sonoro com a boca, e todos riram, inclusive Sr. Nelson. O "morador" abriu a porta.

— Bom dia. Como está o senhor?

— Vou bem, obrigado. Do que se trata?

— Me chamo Francisco e sou Fiscal de Peso Corporal. Nessa casa moram o senhor, sua esposa e mais uma filha, correto?

— Correto.

— Temos o registro de que todos estão em casa neste horário, correto?

— Correto.

— Poderia solicitar a todos que viessem até mim para a pesagem?

— Só um minuto.

Nesse momento Sr. Nelson olhava para aquilo abismado. Como assim? Como esse menino sabia exatamente o roteiro? Como esse menino, recém-transformado em homem, sabia abordar com tamanha maturidade o interpelado?

O melhor foi que a turma entrou na dinâmica, pois o outro aluno convocou duas mulheres que estavam sentadas para fazer os papéis de esposa e filha, e as trouxe até Chico.

— Bom dia, senhoras. Me chamo Francisco, sou Fiscal de Peso Corporal. Vamos apenas aferir o peso de vocês e já estarão liberados. Essa aferição é feita anualmente, então prometo incomodá-los apenas ano que vem novamente.

Todos deram risadinhas. Chico, que pelos estudos que tinha feito já sabia razoavelmente como o aparelho funcionava, fez de conta que colocou seu tablete-balança no chão e pediu para cada um subir. Todos fizeram que subiram. Chico então juntou o aparelho imaginário do chão, fez que apertou alguns links e concluiu.

— Tudo em ordem. Agradeço a compreensão de vocês. Tenham todos um ótimo dia. Até ano que vem!

E se retirou de onde estava.

Sr. Nelson não precisava dizer uma palavra. Foi impecável. Evitando envaidecer demais o jovem, apenas disse:

— Muito bem, Francisco! Palmas para todos vocês!

E todos bateram palmas.

Ao sair da sala, Sr. Nelson encontrou a mesma mulher que tinha recebido a turma de novatos, e não resistindo, falou:

— Fiquei impressionado hoje com o Francisco.

— Eu imaginava que ele ia se sair bem. Tem boa criação, e isso deve estar na genética dele também.

— Realmente...

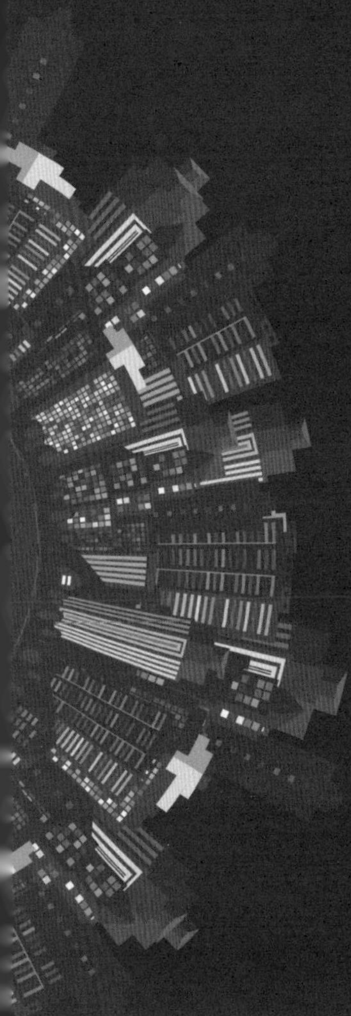

CAPÍTULO 5

CONHEÇA A MAGALI

— Vó... Vóóó... Vóóóóóóóó...!!!

— Caaalmaaa...! Eu sou uma só! Meu Deus, menina!

— Preciso das minhas cápsulas energéticas. Mas eu queria as roxas, por favor!

— Estão no mesmo lugar de sempre, Maga!

Magali era adorável. Suas bochechas rosinhas deixavam qualquer um derretido. Corria para lá e para cá o tempo todo. Muito curiosa, cheia de perguntas e uma profunda curiosidade sobre coisas da natureza.

Sua avó, Dona Rosa, a amava demais. Era a ternura em pessoa e sempre foi uma avó coruja. Não deixava nada faltar para a Magali. Tinha aquele coração de vó que a gente sabe que não resiste a uma manha de criança. Mas nem por isso deixava de ser firme quando precisava. E isso era compreensível, visto que eram só as duas em casa. Uma vivia pela outra. Magali era muito nova quando se viu sem seus pais, e não sabia pensar em outra vida que não fosse com, e por sua avó.

— Magali, você já fez a lição de casa?

— Calma, vó, já vou fazer...

— Eu estou de olho em você, hein, minha filha...? Estou de olho!

Magali tinha um profundo respeito pela sua avó, e mesmo que discordasse às vezes, prezava muito pela felicidade dela.

— Vó, posso fazer isso depois? Tô gostando tanto de fazer isto aqui...

— Tá bom, minha filha. Mas não se enrole muito. Você sabe que se precisar eu sou uma leoa, né?

— Sei, sim... Uma leoa com coração de gatinha — provocava Magali.

Ambas sempre estavam fazendo piadinhas uma da outra. Às vezes a avó de Magali a chamava de Lagami, só para provocar. E ela adorava que sua avó fosse meio bobona. Dona Rosa, por sua vez, adorava ser avó. Magali cresceu assim: sem os pais, mas com uma avó muito presente. Não tinha dúvida disso. Na escola ia bem. Tirava notas boas. Sua humildade era cativante. Elas conseguiam se virar apenas com a renda da avó, e Magali queria muito ser bem-sucedida para deixá-la orgulhosa.

Os dias se passavam, e uma tarde, já na adolescência, Magali foi chamada pelo diretor da escola.

— Magali, quero te parabenizar pela excelente aluna que você é!

— Poxa, muito obrigado — disse ela.

— No entanto, tenho recebido reclamações quanto à sua presença nas aulas de Educação Física. Você não parece muito interessada nisso, certo?

— Não mesmo. Prefiro passar o tempo de outra maneira.

— Mas, Magali — disse mais enfático e com cuidado — você deve, como aluna, e devido à sua classe social, manter-se bem condicionada.

Embora tivesse muitas aulas teóricas, as aulas daquela classe social eram mais focadas em atividades físicas mesmo. Marcenaria, jardinagem, práticas de higiene e limpeza, etc.

— Eu sei, eu sei. Mas sei lá, eu não levo jeito e não gosto mesmo. Acho um desperdício de vida fazer algo de que não se gosta. Que tal voltarmos a jogar xadrez?

— De novo você com essa história de xadrez...

— Sim, eu já fui campeã aqui do colégio, o senhor sabe disso. Jogo desde os 6 anos com a minha avó.

— Xadrez, Magali, infelizmente, para quem é da parte baixa da pirâmide, não adianta muito. Você tem que lembrar que uma hora a vida vai cobrar, e você precisa produzir para o nosso mundo algo de bom.

— Mas eu acho tão chato me exercitar! Ficar suada... Sei lá, acho chato.

Magali era muito espontânea. Muito sincera. E como a grande maioria das conversas que Magali tinha na vida, aquela também não teve uma conclusão. Seu jeito doce desarmava as pessoas e o diretor da escola inclusive entendia suas objeções. Mas ele tinha que fazer o papel de tutor ali. E, acima de tudo, alguém que verdadeiramente se preocupava com o futuro da aluna, pois ela era de família humilde e não gostava de fazer exercício físico. Seria um problema futuro, com certeza.

Quando Magali chegou em casa naquele dia, sua avó percebeu que ela não estava bem.

— Filha, vem cá, me fala o que te aflige.

— Vó, xadrez não é o bastante. Novamente me chamaram para que eu fizesse exercícios físicos. Mas eu não gosto de nenhum.

Sua avó ficava num impasse.

— Mas, filha, você tem que mexer esse esqueletinho seu aí.

— Eu não quero. Não quero treinar meu corpo para passar a vida toda fazendo coisas de que eu não gosto.

— Você tem outra saída? — perguntou Dona Rosa, provocativa como sempre.

— Ainda não. Mas vou pensar.

Sua avó sabia que achar uma saída seria difícil, mas ela gostava de tratar Magali como alguém maduro, que já podia tomar suas próprias decisões. Jogou a pergunta justamente para que Magali ficasse reflexiva.

Realmente Magali não tinha muito para onde correr. Sua condição social era de quem vivia na base da pirâmide. Ela seria com certeza uma trabalhadora braçal. Mas não se identificava com isso nem um pouco. E sua avó sabia que, teimosa do jeito que a neta era, não ia simplesmente se conformar com o destino previamente traçado por um sistema.

Uma das coisas de que Magali mais gostava na vida era, quando criança, deitar no colo de Dona Rosa no sofá. Sempre com a mesma cobertinha, a mesma almofadinha. Sua avó tinha mãos tão delicadas e fazia um carinho que Magali parecia se transportar dali. Dona Rosa, vez que outra, a fitava com um misto de admiração e preocupação, pois sabia que o coração da neta não suportaria a hostilidade daquele sistema vigente. Ela, que resistira à pandemia de 2020, tinha um caráter forjado em muitas lutas. E sabia que um destino talvez não tão simpático viria para a neta, que não gostava de fazer exercícios físicos.

Agora que Magali já era uma adolescente, era ela quem retribuía todos aqueles anos de carinho. Quando sua avó, ao final do dia, reclamava de dor nas costas ou nos pés, ela prontamente ia para aquele mesmo sofazinho e deitava a avozinha no seu colo, ou colocava seus pés no seu colo, e fazia uma bela massagem.

— Vó, a senhora não acha que é injusto isso tudo?

— Isso o quê, minha filha?

— Sei lá... dividir as pessoas. Não somos todos irmãos, todos iguais perante Deus?

— Sim, minha filha. Perante Deus, sim, mas os homens entre si nunca se enxergaram de verdade como irmãos.

— E quando isso vai acontecer?

— Não sei, minha filha. Não sei mesmo. Aperta mais no meio do pé, por favor.

Propositadamente sua avó procurava esperar a hora certa de contar as coisas para Magali. Não era de falar muito. Dona Rosa era especialista mesmo em perguntar. Sabia que ainda não estava na hora de Magali saber certas coisas. Procurava não alimentar na neta algumas indagações que por ora só seriam impertinentes. Mas, sim, no fundo do seu coração temia pela neta e pensava em algumas soluções para contornar um possível futuro difícil.

Magali, enquanto isso, ia levando a vida. Ia bem em todas as matérias. Adorava particularmente as aulas de História (embora achasse que faltavam alguns pontos para ligar melhor os fatos, e que às vezes umas peças do quebra-cabeça seriam impossíveis de achar). Poderia dar um jeito de viver sendo professora de História? Provavelmente. Seria um caminho bem difícil ascender de classe, pois não seria fácil pagar os estudos. Sabia que a educação de base oferecida gratuitamente pelo governo ia até antes da faculdade, e teria apenas acesso a cursos profissionalizantes que envolvessem esforço físico.

Pensava em várias estratégias: "Se eu for faxineira em uma fábrica no período da madrugada, posso sair do turno e ir direto para a aula de manhã e dormir à tarde. Ou o contrário. Posso trabalhar o dia inteiro e estudar à noite."

— Vó, mas na sua época uma pessoa pobre podia fazer faculdade? Como ela pagava?

— Na minha época, filha, o governo nos dava até a faculdade. Eram as melhores, inclusive.

— Vocês tinham faculdades gratuitas?

— Sim, minha filha! E as aulas que tínhamos na sua idade não eram só voltadas para o serviço braçal.

Foram várias as vezes que Magali falava para si: "Como eu queria ter nascido na época da minha avó!"

Chegou o fim do ano, e Magali terminou os estudos. Foi passando do jeito que dava pelas aulas de educação física. Não sabe como, mas foi aprovada em todas. Não que não participasse nunca, mas às vezes era tão sem vontade, que não fazia sentido a terem aprovado com média 8 naquele tipo de aula. Ela sabia que era uma aluna 3. Mas, talvez, nesse sentido, os professores podem ter tido certa empatia por ela e decidiram deixar que alguém lá na frente cuidasse da aptidão física de Magali.

No último dia de aula ela chegou em casa sem chão. Não sabia o que faria dali pra frente. Pensava em muitas coisas mesmo. Embora estivesse divagando nos últimos dias, não queria ser faxineira nem alguém que trabalhasse em uma fábrica. Gostava de jogar xadrez, ler sobre história e psicologia. Não levaria o menor jeito com algo muito físico. Estava aflita.

— Vó, o que eu faço da vida?

— O que você gostaria de fazer da vida, querida?

— Ah, sei lá! Queria ser professora de História. Qualquer coisa que usasse mais a mente.

— Sei...

— Na verdade, na verdade, eu queria ser da classe média. Pagar uma faculdade ou entrar para um clube de xadrez. Pena que qualquer uma dessas coisas sai muito caro.

— É verdade, filha, e que bom que você tem consciência disso!

Sua avó chamou-a para o sofá, e dessa vez deitou a cabeça da neta em seu colo.

— Em homenagem aos velhos tempos, filha. Ultimamente só você tem feito massagem em mim!

Sua avó deu um tempo para a neta se ajeitar e perguntou:

— Filha, você tem sido grata a Deus?

— Sim, vó. Sou grata por ser sua neta.

— A coisa mais importante da vida é um lar repleto de amor, minha menina. E isso jamais irá te faltar. Quero que saiba disso sempre!

Então Magali, aos pouquinhos, embalada por aquelas doces mãos que só as avós têm, adormeceu confortavelmente. Depois de alguns minutos, sua avozinha também adormeceu, sentada com as mãos sobre a cabeça da neta.

***

Eram oito horas da manhã quando tocou a campainha da casa de Magali. Ela e a avó perderam a hora. Uma dormiu no colo da outra, e não estavam esperando visita cedo.

Magali acordou, e a avó, talvez por estar mais cansada e ter dormido mal, continuou apagada. Magali ajeitou a cabeça dela no sofá, esticou suas pernas e levantou para atender à porta. Saiu se perdendo, colocando sem querer o roupão da avó. O cabelo estava todo bagunçado, e ela tinha aquela cara de "acabei de acordar e não sei onde estou".

Moravam em uma casa, mas como era muito arborizada, mais parecia um minissítio. Tinha uma varanda gostosa de ficar, pois o sol batia o dia inteiro, e descendo da varanda tinha um carreirinho que dava no portão. O muro era alto (não tinha como enxergar lá de fora), e o portão era de alumínio, também todo fechado.

Magali abriu apenas uma frestinha do portão, pois estava toda descabelada, de roupão e pijama. Colocou apenas um olho para fora.

Um moço bonito do outro lado, muito bem arrumado, com um tablete-balança na mão, não percebeu a porta se abrir e continuou olhando para baixo enquanto aguardava. Magali então abriu um pouco mais a porta, fazendo mais barulho, justamente para ele perceber.

Os dois se olharam pela primeira vez. Um olhou profundamente nos olhos do outro. O coração dela, que tinha certa arritmia, se acelerou. Ele, que tinha um estômago frágil, sentiu uma leve dorzinha.

— É, mmm.... Oi, bom dia, tudo bem? Por gentileza, a senhora Magali se encontra?

"Que menino bonito e educado!", Magali pensou.

— Se encontra, sim. Sou eu mesma!

Ele estendeu a mão:

— Primeiro de tudo, meus parabéns! Estou informado de que a senhora...

— Me chame de 'você', por favor, moço...

Como se nem tivesse sido interrompido, de maneira descontraída ele consertou a frase:

— Estou informado de que você fez seu aniversário de 18 anos esta meia-noite, certo? E que esta é a sua primeira manhã como adulta! Muitas felicidades, e que a sua vida tenha muita performance daqui pra frente.

Magali, ainda acordando, não entendeu nada. Como assim? Quem era esse moço que lhe dava os parabéns tão cedo, antes mesmo da sua avó? Mas não quis ser mal-educada.

— Muito obrigado, senhor...

— Francisco. Também pode me chamar de você, e não de senhor. Sou FPC, e por isso estou aqui.

— FPC? — perguntou Magali.

— Fiscal de Peso Corporal — explicou Francisco.

— Entendo... — Magali tinha essa mania de dizer que estava entendendo algo quando na verdade não sabia do que se tratava.

— Como a senhora... digo, você deve saber, após os 18 anos temos que ter o monitoramento anual do peso de todos os cidadãos até os 60 anos de idade.

Nesse exato momento a avó apareceu e terminou de abrir o portão, que até então continuava apenas com uma frestinha.

— Olá, meu jovem, tudo bem?

— Olá, tudo ótimo. Me chamo Francisco.

— E eu me chamo Rosa. No que posso ajudá-lo?

— Estou lhes incomodando logo cedo porque sou...

— FPC... — interrompeu a avó, um pouco ríspida.

— Isso mesmo, senhora. Sou FPC, e hoje estou aqui para...

— Infelizmente, meu querido, ainda não compramos a balança da Magali.

— Não entendi, Sra Rosa...

— A situação aqui em casa tem estado bem difícil, e ainda não conseguimos fazer sobrar dinheiro para comprar a balança.

— Mas a senhora poderia ter solicitado uma balança do governo. Demora um pouco para chegar, mas na iminência do aniversário da sua neta, chegaria.

— Sim, meu filho, mas justamente pela demora acabei deixando para a última hora. Eu imagino que deve estar chegando.

— Ah, entendo — disse ele, olhando para Magali enquanto esta o fitava.

— Devido à simpatia da sua neta, vou prorrogar a pesagem. Nem vou registrar a visita no relatório, e volto semana que vem, pode ser?

— Pode, sim — disse a avó de Magali.

— Até mais, então. Tenham um bom dia.

— Até mais — disseram elas.

Não terminou de fechar a porta, e Magali, espontânea que era, já olhou indignada para sua avó.

— Vó, a senhora está escondendo algo?

— 'Escondendo' não seria bem o termo. Estava poupando você. Eu queria que tivéssemos conversado ontem à noite, mas você dormiu, e eu também. Mas primeiro venha aqui. Me dá seu primeiro abraço com dezoito anos.

A neta, um pouco chateada, não se conteve com a amorosidade da avó. Sorriu e a abraçou.

— Sabe, minha filha, os orientais, quando fazem aniversário, não dizem "enfim, mais um ano", e sim, "enfim, menos um ano", pois a vida é uma ampulheta que aos poucos se esvai.

— Que profundo, vó! A senhora sempre cheia de ensinamentos.

— Agora que você é adulta de verdade, tem muita coisa que eu vou te explicar, mas outras, você só vai entender conforme elas forem acontecendo.

— Eu já percebi que a senhora é assim. Quando eu era pequena, perguntei pra senhora como os bebês eram feitos, e você disse que a Mãe Natureza fazia uma mágica imensa para fazer um bebê.

— E eu menti?

— Não mentiu, vó, mas não contou como realmente eram feitos os bebês.

— Aprendi com Jesus. Ele falava em metáforas, porque assim sabia que as pessoas, dentro das suas limitações, iam entender a essência do que ele queria dizer.

— Sei... E o que mais a senhora não me contou ainda?

— Muita coisa. Mas ainda temos muito tempo para fofocar. Você é jovem e eu tenho boa saúde.

Ambas riram e se fizeram afagos. O amor era o tônus daquele humilde lar.

Chico, ao final do dia, chegou em casa. Fora seu primeiro dia de trabalho e, fazendo um check-list das coisas que tinha feito no dia, acabou caindo no perfil da primeira pessoa que abordou como Fiscal de Peso Corporal: Magali. Na tela do seu aparelho aparecia apenas a mensagem *"Cidadão não aferido"*. Aparecia a data de aniversário dela, o colégio em que estudara, a classe social, e na foto o rosto rosado e alegre, com um olhar que transparecia uma doçura imensa.

Foi a primeira vez que Chico sentiu algo verdadeiramente puro por uma mulher. Já tinha tido alguns namoricos e, embora introspectivo, vez que outra conseguia conversar com as meninas. Mas com Magali sentira algo bem diferente. Bem estranho, na verdade. Queria apenas estar mais tempo com ela. Por ser a primeira vez, não soube decifrar direito aquele friozinho no estômago quando a viu. Só sabia que nunca tinha sentido isso com ninguém. E justamente por ser a primeira vez, não se tocou de uma série de perguntas que deveria ter feito, tanto para Magali quanto para a avó, como: "A senhora não tem sua própria balança?". Então se lembrou de que ela já devia ter passado dos 60 anos, e que após essa idade os pobres não eram mais obrigados a se pesar.

"A senhora teve o ano todo para solicitar a balança pela prefeitura para a sua neta. Por que não o fez?". Provavelmente aquela senhora devia se deslocar pouco para a cidade, e por ser sozinha com a menina, como consta nos cadastros, devia ter mil coisas para ocupar a cabeça, e acabou deixando passar.

Sabia que não seria insensível com elas novamente. Mas, conforme deixou combinado, semana que vem voltaria lá e teria que tomar providências caso a ordem não fosse devidamente cumprida.

No meio dessas indagações veio o sono. Estava exausto. Ainda conseguiu se levantar para tomar um banho quente, e deitou-se na cama pensando na menina diferente e doce que vira na sua primeira abordagem profissional. A vida dos dois não seria a mesma a partir daquele primeiro dia de trabalho de Chico.

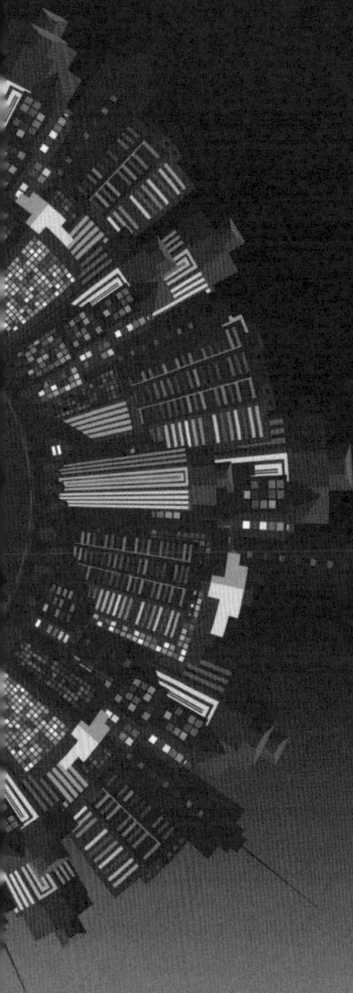

CAPÍTULO 6

A PRIMEIRA PESAGEM

Magali abriu os olhos mas não quis se levantar. Ficou deitada e viu que horas eram. Enquanto isso, sua avó fazia alguma coisa no outro lado da casa. Na manhã seguinte à visita do fiscal, Magali acordara melhorzinha do que na véspera. Enrolou um pouco, criou coragem e se levantou.

Sentia-se como que flutuando, mas não no sentido poético da coisa. Sentia que estava sem chão. Tudo estava muito confuso. Já não bastasse não saber o que fazer profissionalmente (ou seja, da vida), ainda tinha isso da balança. Nem sabia que as pessoas tinham de se submeter a subir em um objeto, e outro ainda vir verificar se você não está mentindo. Quanta coisa estranha! Por que sua avó não falara disso antes?

Levantou-se e foi procurar sua avó no outro canto da casa. Encontrou-a na cozinha. Ela estava de costas para Magali, cantando a mesma canção de sempre:

Minha dor é perceber que apesar de termos feito tudo o que fizemos
Ainda somos os mesmos e vivemos
Ainda somos os mesmos e vivemos
Como os nossos pais

— Vó?

— Oi, filha, senta. Vou te dar suas cápsulas energéticas.

Magali se sentou e sua avó veio com uma tigela de frutas vermelhas e roxas.

— Ah, como eu adoro suas cápsulas, vó!

— Está melhorzinha, Maga?

— Estou, sim. Mas estou estranha ainda. Preciso de um norte na vida. Tem tanta coisa acontecendo na minha cabeça, tanta coisa confusa...

— Entendo, filha.

— Vó, às vezes sinto que não vivo na época certa, sabe?

— Ah, como sei! Mas me fale mais sobre isso, por favor.

— Ah, sei lá... Eu tenho tanta vontade de fazer coisas que não seriam necessariamente algo que produzir para a sociedade, sabe? Às vezes só não queria fazer nada. Sentar, respirar profundamente e viver.

— Sei...

— Sabe?, fico pensando... Por que temos que ter alta performance? A vida é tão curta, vó! Eu sei que não dá tempo pra essas divagações, mas muita coisa não faz sentido pra mim.

— Magali, você, sim, é que é um problema pra mim — falou sua avó, sorrindo.

— Eu?

— Sim. Um coração apaixonado, quando se mistura com um senso crítico ferrenho, dá trabalho, viu?

— Ah, vó... acho que sua criação me deixou assim.

— Pode ser... Talvez eu tenha culpa por essa cabecinha sua também.

Ambas riram, e Magali terminou a tigela de frutas que deliciosamente comera.

— Vó, por que a senhora não gosta que eu fale das minhas cápsulas com colegas?

— Porque ninguém está interessado nas cápsulas dos outros. E no mais, nem tudo a gente precisa contar para as outras pessoas, certo?

— Sim, claro.

Magali pensou um pouquinho de cabeça baixa e novamente olhou para a avó.

— Essas ideias que eu tenho de um mundo melhor eu também só conto para a senhora.

— Eu sei, minha filha.

— Mas são apenas devaneios. Apenas sonhos.

— Sonhos que podemos ter. Somos quem podemos ser!

— E esse rapaz que esteve aqui ontem? Não podemos esquecer que daqui a uma semana ele estará aqui de novo.

— Eu não esqueci, querida.

— Vó, posso ser sincera?

— Claro. Sempre.

— Eu achei ele tão educado... Tão arrumado, tão gentil comigo! Me olhou de um jeito que nunca me olharam.

— Você achou?

— Sim.

— Também gostei dele. Me pareceu muito educado. No entanto, não podemos saber se ele era assim somente porque estava trabalhando ou porque realmente gostou de você.

— Sim, pensei nisso. Deve ser assim para todas as moças que ele encontra de porta em porta.

— Realmente não dá pra saber. Mas fico feliz que você tenha notado algo bom nele.

— Ah, é? Por quê?

— Porque somos todos irmãos em humanidade. E você acha que aquele rapazote também não tem suas angústias? Como sabemos se ele está feliz na profissão que está? Como sabemos que dores ele leva para casa depois do expediente?

— Verdade. Exatamente.

— Será que ele não se sente também apenas uma engrenagem no meio dessa maquinaria toda? Será que ele também não se sente usado pelo sistema de alta performance que predomina?

— Verdade, verdade.

— Então, por isso eu fico feliz. Fico feliz novamente pela sua sensibilidade.

— Acho que são essas cápsulas deliciosas que me despertam a sensibilidade, viu, vó? Como olhar pra elas e não se sentir tocada?

— Pois é... Mas nem todo mundo se sente tocado pelas cores, sabores e odores. Nem todo mundo também tem a oportunidade de ingerir as cápsulas que você ingere.

— É mesmo? Então eu sou uma privilegiada?

— Sim. Somos muito humildes, mas temos aqui a nossa riqueza!

— E por que eu tenho essas cápsulas e os outros não?

— Porque você tem uma avó igualmente com sensibilidade e senso crítico.

— Viu só como a culpa é sua?

Ambas sorriram e se abraçaram. Magali estava lavando seu prato na pia e a sua avó estava indo para outro cômodo da casa.

Magali pensava muito em cada coisa que fazia. Tinha o que chamavam na época da sua avó de "*mindfulness*". Era o seu estilo próprio de levar a vida. Sua avó, que sempre lhe ensinou a estar muito presente na vida. Vez que outra, sua avó a pegava de surpresa:

— Como está sua respiração neste exato momento, filha?

Ela falava isso só para obrigar a neta a se concentrar no presente.

— Pra variar eu estou longe, vó! — era o que Magali frequentemente respondia.

Passados três dias da visita de Chico, Magali resolveu que ia para o centro da cidade. Ia comprar algumas coisas de armarinho para seu ateliê. Via no artesanato um meio-termo de algo físico e mental. Magali não era um talento, digamos assim, mas geralmente fazia algum tapete para a casa, um par de meias de lã para a avó, ou simplesmente alguma bobeira que depois desmanchava. Achava que essa atividade manual, embora cansativa, lhe permitia estar no momento presente, pois ela realmente se concentrava quando fazia isso.

Magali ia sempre à mesma loja. "Teresona" era o nome da lojinha em que ela comprava suas lantejoulas e seus fios.

— Vó, tô indo na Teresona. Não demoro.

— Se cuida, minha filha. Vai com Deus.

E Magali então rumou para o centro. Não moravam longe assim do centro da cidade. Mas também não era perto. Sua casa ficava a uns vinte minutos, de ônibus.

Ao chegar à Teresona, Magali, como sempre, ficava indecisa sobre o que comprar. Ela sempre ia com o dinheiro contadinho e com as coisas já certas na sua cabeça, porém, quando chegava lá tudo mudava. Eram muitas coisas brilhantes.

Magali comprou e voltou para o ponto de ônibus. Ao chegar ao ponto, não acreditou em quem estava ali também: Chico! Ele olhou para ela timidamente. Jamais se esqueceria da primeira pessoa que visitou. Jamais se esqueceria daquelas bochechas tão rosinhas. Não a tinha visto de corpo inteiro, nem de rosto inteiro.

— Olá, Magali! Quanto tempo!

— Oi, moço... Você por aqui, é?

— Estou indo para os lados da sua casa.

— Mas não era daqui a uma semana?

— Ah, sim! Com você, sim. Mas hoje preciso aferir mais duas famílias, senão amanhã ficará muito acumulado.

— Ah, entendi — disse timidamente Magali.

O ônibus chegou, e tinha apenas dois lugares vagos. Dois bancos, um ao lado do outro. Eles se sentaram. Usaram isso como desculpa para ficar um pouquinho mais perto.

— Posso perguntar uma coisa pessoal? — disse Magali.

— Pode, sim.

— Você gosta do seu trabalho?

— Olha... não vou dizer que é um grande amor. Eu nem sei se acredito no amor. Mas te digo, é um bom trabalho.

— Ah, é?

— Sim. Na verdade, sou de classe média. Teria que procurar algo mais intelectual. Não que meu trabalho não seja, mas ele me permite caminhar bastante, e eu sou muito hiperativo, gosto de bater pernas.

— Entendo... Já eu sou avessa a fazer muita atividade física. O que não combina com minha classe social, não é?

— Pois é, mas acredito que podemos gostar das coisas com o tempo. Acredito que ainda vou amar o meu trabalho. Eu gosto da liberdade que ele me dá. Eu não preciso trabalhar x ou y horas por dia. Eu só preciso cumprir uma cota de avaliações por semana. É muito bom.

— É, realmente...

— E no mais, eu gosto de ser funcionário público. Me dá certa segurança.

— É verdade.

Magali abaixou a cabeça. Sabia que estava realmente perdida, sem rumo.

— E você?

— Ah, eu sou um enigma de mim mesma! — disse ela, sorrindo. E continuou a divagar para o rapaz.

— Eu quero tudo e ao mesmo tempo não quero nada. Eu deveria era obedecer à minha classe social e fazer qualquer coisa braçal. Mas acho isso uma perda de tempo. Acho que o nosso coração tem capacidade de ir tão longe... Acho tão injusto só vocês da classe média se instruírem intelectualmente.

— É, Magali. Não vou dizer que isso não me toca às vezes. Procuro pensar que é assim que conseguimos vencer nossas dificuldades no passado, enquanto sociedade. Mas acho que eu só penso tudo isso para deixar minha consciência mais tranquila frente às desigualdades.

— É, pode ser... — pensou ela.

— Posso agora te pedir uma coisa? — disse Chico.

— Claro!

— Qual seu maior sonho?

— Nossa! Isso é pergunta que se faça dentro de um ônibus uma hora destas?

— Por quê?

— Eu, hein?! Parece eu com a minha avó — sorriu Magali.

— Desculpe. Não quis ser invasivo. Desconsidere a pergunta, eu...

— Calma. Eu vou te responder — disse ela, agora sorrindo para ele. Respirou fundo e continuou: — Meu sonho era poder ter a profissão que meu coração mandasse. Não me preocupar com classe social ou quanto vou ganhar. Queria apenas seguir meu coração e produzir algo conforme minhas energias, e não porque um sistema pede que eu produza sempre. Queria poder trabalhar quando eu quisesse, e sobrar tempo para curtir a vida de outras formas. Queria também que houvesse coisas que tínhamos na época dos nossos avós.

— Nossa! Quanto sonho! Mas o que você queria que tivesse ainda, como na época dos nossos avós?

— Minha avó conta muita coisa. As pessoas iam ao teatro, ao cinema, aos parques fazer piquenique, pescaria...

— Pique o quê? — Chico não conhecia essa palavra.

— Ah, sei lá... Eram coisas legais. Eu também não sei tudo. Sei que ela me conta e eu fico viajando. Agora eu tô aqui , ansiosa porque não sei em qual emprego serei alta performance.

— Eu entendo sua angústia, viu, Magali? Não é porque sou de outra classe social ou que sou funcionário público que não entenderia.

Em cada pormenor Chico se mostrava um rapaz sensível.

O ônibus chegou ao ponto em que Magali ia descer.

— Qual o seu nome, mesmo?

— Francisco. Mas gostaria que você me chamasse só de Chico.

— Claro. Então até mais, Chico. A gente se vê.

— Até breve, Magali.

Magali desceu e Chico ficou olhando pra ela até o ônibus se afastar. Ficou divagando sobre a sensibilidade e as angústias daquela menina. Sabia que, embora ele tivesse muitas angústias, seus pais poderiam pagar uma universidade caso ele não se adaptasse a esse emprego. Sabia que, mesmo com suas dificuldades, as de Magali eram maiores.

"Quanta delicadeza ela tem nos seus gestos! Seu jeito de olhar devagar quando olha para o lado. Seu jeito de deixar as mãos repousando no colo enquanto conversa. Seu jeito de sorrir discretamente com um ar de tristeza enquanto eu falo."

Chico percebeu que estava gostando de Magali. Sabia que tinha encontrado uma grande amiga para conversar, e já não via a hora de ir à sua casa novamente. Nem que fosse simplesmente para aferir o peso dela.

Magali, chegando em casa com um leve sorriso, foi notada pela avó.

— Filha, como foi? Deu tudo certo? Achou as coisas que você queria? Ou melhor... o dinheiro deu para comprar tudo o que queria?

— Deu sim, vó, deu sim!

— Percebi. Você está mais risonha que o normal.

Magali fez de conta que nem ouviu. Foi para dentro pegar uma tesoura e voltou.

— Eu voltei no ônibus com aquele rapaz que esteve aqui em casa para me pesar.

— O fiscal? — perguntou a avó.

— Isso mesmo. O Chico.

— Mmmmm... Chico? Achei que era Francisco o nome dele.

— Ai, vó! Não seja boba. Ele que me pediu pra chamá-lo assim.

Ambas sorriram. Elas se entendiam só de se olharem. Não precisavam dizer muito. Magali, então, como de costume no horário do pôr do sol, pegou uma tigela com morangos, amoras e uvas, e foi sentar-se na varanda da casa ver o sol se por.

Divagava longe, contemplando aquelas cores do crepúsculo. Seus dedos estava roxos de amora. De repente a campainha tocou. Magali deixou a tigela de lado e foi correndo atender. Ao abrir o portão, qual não foi a surpresa? Era o Chico!

— Olá de novo — ele disse, agora mais amigável.

— Oi de novo, Chico!

Ele ficou sem jeito, e ela também não sabia o que ele estava fazendo ali no final do dia (embora não quisesse perguntar para não parecer mal-educada). Mas foi ele mesmo que se justificou:

— Eu terminei meu trabalho e estava voltando para o ponto de ônibus, então pensei em dar uma última passadinha aqui.

Ambos já estavam querendo muito a companhia um do outro. Como não tinham ainda experimentado a paixão, não sabiam muito bem elaborar aquilo tudo. Magali sentia seu coração descompassado piorar, e Chico sentia seu estômago ainda mais estranho. Depois que Chico falou, Magali ficou olhando para ele, rindo sem mostrar os dentes, com uma cara amigável, como quem diz "eu sei por que você está aqui mas não faço a menor ideia do que dizer".

— Você faz pinturas? — perguntou ele.

— Faço, sim.

— Ah, legal! Estou atrapalhando a sua pintura?

Magali não entendeu como ele adivinhara que ela pintava de vez em quando. Mas naquele momento ela não estava pintando. Ficou absorta pensando em como ele sabia.

— Como você sabe que eu gosto de pintar?

— Seus dedos! Estão roxos — disse ele, sorrindo.

Magali olhou para os dedos. Eram as amoras!

Sabia desde criança que não podia falar das suas cápsulas para os outros. Não queria tocar no assunto com Chico.

— Ah, sim, Chico — mudara completamente, como quem volta à vida — estava pintando e vim atendê-lo.

— Legal.

Ficaram mudos novamente. Mas Chico começou a se despedir.

— Bom, agora vou mesmo. Já está tarde.

— Tudo bem. Fiquei feliz com sua visita — disse ela.

— Eu também!

Ela deu um tímido 'tchau' e fechou o portão. E ele, sentindo as pernas bambas, rumou para o ponto de ônibus.

Ao chegar em casa, Chico ficou pensativo. Seus pais não lhe perguntaram nada, como de costume. Mas ele nem percebia que a vida poderia ser de outro jeito. Na sua cabeça, seus pais eram trabalhadores exemplares e tinham grande relevância na sociedade. E no mais, se Chico estivesse com algum problema, sabia que podia falar para seus pais, e eles escutariam.

***

Chegou o dia da pesagem de Magali. Ela acordou ansiosa, pois sabia que nesse dia iria ver Chico. Não sabia denominar o carinho que sentia por ele. Não sabia se aquilo era paixão. Era mais uma vontade de vê-lo, sem pensar necessariamente se aquela relação precisava evoluir daquele ponto. Ela acordou, se arrumou, comeu suas frutas e foi esperá-lo.

Ele, idem. Acordou radiante e nem tomou a dose de energético. Tomou um banho e rumou para a casa de Magali.

Chico gostava demais de Magali. Talvez porque ela era diferente das meninas de sua classe. Tudo o que ela fazia era natural; ela era simples de verdade. Saiu de casa um pouco mais cedo que de praxe, pegou o ônibus e foi para a casa de Magali, que, como já falamos, era um pouco mais distante do centro da cidade.

Lá chegando, ensaiou umas quatro vezes como ia abordá-la, por isso demorou para apertar a campainha. Tinha que ser profissional, mas queria parecer natural. Queria mostrar que ela era diferente das outras cidadãs, mas ao mesmo tempo não queria ser alguém que se mostrasse piegas de começo. E, além do mais, tinha a avó dela, que, embora parecesse ser alguém muito agradável, era um pouco mais séria.

A campainha tocou. Magali estava já fazia um tempo sentada na varanda, esperando. Ela então desceu. Sua casa ficava em um ponto um pouco mais elevado do terreno, e era justamente ali que o pôr do sol era lindo de ver. Abriu o portão.

— Olá, Chico!

— Olá, Magali! Como tem passado?

— Bem, e você? Muito trabalho?

— Nem muito nem pouco. Na medida.

— Que bom. Vamos entrar?

Magali, que já tinha a bochechinha vermelha, ficou ainda mais corada. Foram andando lado a lado até chegar à varanda.

— Olá, Francisco — disse Rosa, que novamente apareceu do nada.

Foi ele que corou agora. Cumprimentaram-se, e ela foi lá dentro buscar a balança nova que comprara. Magali nunca tinha se pesado até então. Aguardava os 18 anos para esse momento tão especial. Francisco, já mostrando alguma prática no serviço — afinal já tinha uma semana de FPC — tomou as rédeas da situação:

— Magali, preciso que você suba na sua balança. Anotarei o seu peso e depois você vai subir neste meu aparelho.

Francisco portava consigo aquele tablet que também virava uma balança.

— A ideia, Magali, é que uma vez por ano eu venha aferir você, até os seus 60 anos, idade em que você se aposenta e não precisa mais ter um controle rígido de peso.

— Mas depois dos 60 também não é importante meu peso? — perguntou Magali. A avó, que estava ali, já sabia a resposta. Mas deixou o rapaz explicar.

— A biologia nos mostra que quem se manteve no peso adequado até os 60 anos dificilmente tem uma subida repentina de peso. A não ser que ocorra algo muito atípico. Portanto, hoje os custos com idosos acima do peso para o nosso sistema público de saúde não passam de 0,01%.

— Entendi — disse ela.

— Você precisará, a partir desta primeira calibragem, se pesar todo santo dia ao acordar. Todos os dias essa balança enviará para o Registro Geral Mundial o seu peso corporal. E uma vez por ano eu estarei aqui vendo se está tudo certinho.

— Compreendo. Mas e se não estiver?

— Teremos que corrigir isso da maneira mais rápida. Mas aí serão outros quinhentos.

Magali ficou preocupada. Sentiu-se pressionada. Nunca tinha pensado nessa rigidez. A vida de adulta parecia ser mais chata.

— Antes, porém, preciso aferir sua altura. Todo ano iremos fazer isso.

— Ok. Claro.

— Se encoste na parede, por favor, Magali.

Chico tinha um estadiômetro portátil. Mediu-a.

— 1,71, Magali! Como você é alta!

— Sim, sempre fui a mais alta da minha sala — sorriu, tímida.

— Pode subir agora, Magali. Primeiro na sua balança, depois na minha.

Magali subiu na balança. Os números da balança foram subindo gradativamente.

32...

43...

66...

78...

89...

93...

100 (foi parando)...

104.

— 104 quilos, Magali — disse Chico.

A vó de Magali permanecia muda. Apenas estava ao lado acompanhando tudo. Magali subiu no aparelho de Chico, e deu o mesmo peso. No entanto, assim que Magali subiu no aparelho de Chico, apareceu uma mensagem para ele:

REPETIR PESAGEM

— Magali, podemos repetir sua pesagem?

— Ah, sim, claro!

Magali subiu. Chico juntou o aparelho do chão e olhou a seguinte mensagem:

PACIENTE COM IMC 35,57: OBESIDADE GRAU II. QUARENTENA IMEDIATA!

Chico olhou aquilo e não soube o que dizer. Ninguém, na verdade, soube o que dizer. Rosa quase não dormira na noite anterior, pois, como ela já bem sabia, os resultados não seriam favoráveis à sua neta.

O pior era a cara do Chico. Como FPC, sabia o que significava quarentena. Mas a sensação mais estranha que Chico teve, talvez a sensação mais digna de nota do dia, era que ele nem sequer tinha percebido que Magali era... obesa!

Foi nesse momento que um filme passou pela sua cabeça. Ele começou a lembrar-se dos seus momentos de conversa com ela e nem tinha notado seu peso corporal. Ele entendeu que estava realmente apaixonado por ela. Sabia que ela era uma mulher grande, forte, com porte de descendente de italianos, alemães ou poloneses. Mas nunca olhou para ela como quem olha um cidadão obeso. Como ele não tinha percebido isso? E o pior de tudo: continuava sem vê-la como uma obesa.

Os obesos eram diagnosticados sempre aos 18 anos e levados para a quarentena depois disso. Alguns voltavam, outros não. Não se sabe por quê. Alguns sofriam cirurgias ou tomavam shakes específicos e voltavam mais magros. Mas sempre com sequelas. De qualquer forma, algo obscuro sempre acontecia com eles. Alguns simplesmente desapareciam. E Chico sabia disso. Era ingênuo, mas não era ignorante. Sabia que o sistema tinha artimanhas que ele ainda não conhecera adequadamente.

Enquanto isso, as duas olhavam para o Chico para saber o que ia fazer. Chico não sabia o que fazer. Pensava, pensava...

— Chico, fala alguma coisa. O que quer dizer isso? Eu tenho algum problema? — perguntou Magali.

Ela, que nunca deixara de ser feliz por causa do seu corpo, até porque balança era uma coisa com que ela só ia se preocupar aos 18 anos, jamais pensou que um número diria se ela devia ser feliz ou não. No entanto, no rodapé da tela tinha dois links para Chico clicar:

CONFIRMAR PESO DO PACIENTE ou *REPETIR PESAGEM*

Chico clicou em *REPETIR PESAGEM.*

A avó de Magali teve uma mistura de sentimentos. Ficou feliz e ao mesmo tempo surpresa e preocupada com a atitude do menino. Chico colocou o aparelho novamente no chão. Magali, num ímpeto de ingenuidade, ia subir novamente, quando ele a segurou. Ela ficou parada, olhando para ele. Então a cena mais absurda ocorreu: Chico subiu no seu próprio aparelho.

29...

31...

39...

55...

69...

71.

O aparelho emitiu um novo som, e a mensagem apareceu: *PESO PERFEITO.* E novamente a mensagem:

CONFIRMAR PESO DO PACIENTE ou *REPETIR PESAGEM*

Dessa vez Chico clicou em *CONFIRMAR PESO.*

Ficou um silêncio no ambiente. Chico respirou fundo e recolheu suas coisas. Suava frio e tremia. Não disse palavra. Então olhou para Dona Rosa e disse:

— Quanto a senhora pesa?

— 64, da última vez que me pesei.

— Então, por favor, a partir de hoje a senhora sobe diariamente na balança da Magali.

Dona Rosa só escutava.

— No entanto, coloque algo a mais para se aproximar dos 70 quilos. Se aparecer que ela foi de 71 para 64 quilos em um dia, será detectada abrupta perda de peso, e assim chamará a atenção do sistema.

— Pode deixar — disse a senhora.

Chico não disse mais nenhuma palavra. Recolheu tudo e se retirou sem olhar para trás. Magali e a avó ficaram vendo-o descer o morrinho com seu aparelho. Também não falaram nada.

Ele foi direto para o ponto de ônibus. Decidira não mais trabalhar. Não estava bem. Foi para casa, tomou um banho e deitou na cama. Perdeu-se em mil divagações. "Como assim? Magali, aquela menina risonha e ativa era... obesa?"

Tinha ouvido falar a vida inteira que, depois da Reforma Nutricional, obesos eram raros, e talvez por isso não conseguira detectar um na sua frente. Ouvira que obesos eram preguiçosos, improdutivos, enfadonhos. Mas Magali não parava quieta, falante e ativa o tempo inteiro. Tinha ouvido falar que obesos não eram de confiança. Mas Magali parecia ser o ser humano mais confiável que ele conhecera até então.

Obesos eram uma raridade. Adultos obesos nunca eram vistos nas ruas ou em qualquer outro lugar. Ou estavam internados, ou simplesmente sumiam.

Naquela noite, Chico resolveu esperar o pai. Assim que este chegou do trabalho, ele já estava perto do aguador.

— Boa noite, Chico. Acordado ainda?

— Pai, para onde vão os obesos?

Seu pai, pra variar, quase cuspiu a água.

— Como assim, filho?

— Caso um dia eu detecte um obeso, como isso funciona?

— Não sei, filho. Você não aprendeu isso no seu treinamento? Eu sou um simples bioquímico, eu....

Chico não deixou o pai terminar a frase.

— Pai, mas eu quero saber o que as pessoas contam! Os rumores que você ouve. Não quero saber o que o sistema me ensinou.

— Filho... é um tema complicado. Mas não sabemos muito bem. Sabemos que a obesidade é uma doença já exterminada da nossa civilização. O portador dessa doença, o obeso, provavelmente, quando aparece, vai para algum hospital pra ser curado.

— E se ele não consegue ser curado?

— Chico, Chico... Você tá querendo me complicar, né?

— Pai, eu sou seu filho. Eu não quero te complicar, eu quero entender as coisas.

— Por que, meu filho? Você fiscalizou algum obeso hoje?

Chico não se deu ao luxo de vacilar.

— Não é isso. É que estou querendo saber das coisas. Não é novidade a minha curiosidade, certo?

— Certo, certo... Desde criança você é impossível mesmo. Em todas as fases da vida você sempre vem com perguntas cabeludas.

— Pois então, pai... Me fala o que você sabe, por favor?

— Eu sei muito pouco, filho. E o que eu sei se mistura com as lendas urbanas, e não dá pra ter parâmetro.

— Pai, por favor!

— Filho, em qual disciplina na escola você mais ouviu sobre obesidade?

— Nutrigenética e Epigenética.

— E o que essas ciências dizem disso tudo?

— Que há um momento da obesidade em que praticamente não há mais retorno. Houve o silenciamento genético de genes envolvidos com a saciedade, expressão de genes obesogênicos, necrose de adipócitos, etc. É preciso intervenções como redução de estômago, retirada da pele inflamada que sobra, etc.

— Então você já sabe a resposta. Os obesos são operados.

— Eu ouvi falar na minha turma de treinamento que alguns obesos simplesmente somem.

— A causa da obesidade era o tipo de "cápsulas", vamos dizer assim, que os habitantes tomavam na minha época e que promoviam essas disfunções. Veja, filho, hoje a quantidade de ômega-6 nas pessoas é altamente calculada. A quantidade de probióticos é minuciosamente calculada. Os fitoquímicos estão presentes no sangue desde seu primeiro dia de vida. A questão aqui é que não temos mais um ambiente obesogênico. Se aparece alguém obeso é porque...

— Porque não está tomando as cápsulas certas? — completou Chico.

— Isso mesmo. Em outras palavras, porque é um rebelde — concluiu o pai de Chico.

Francisco silenciou. Parecia que tinha caído o mundo. Ficara sem chão. Seu pai continuou.

— E se for comprovado que é um rebelde, precisa ser detido em prol da produtividade. Afinal, obesos não produzem. São lentos.

Quando seu pai repetiu o mesmo clichê sobre obesos, Chico entendeu que não precisava ir adiante. Ele já tinha provas de que existia uma menina obesa com imensa capacidade proativa.

— Você já viu um obeso, pai?

— Muito antigamente, quando eu era criança. Depois da pandemia, não mais. Um ou outro aparece nos noticiários liderando a Resistência. Mas são burros e logo são presos. Não há como escapar. Eles são vistos de longe. — Falou isso enchendo as bochechas de ar e fazendo um barrigão com as mãos.

— Entendi — disse Chico, algo desapontado e sério.

— Só isso, meu filho?

— Sim.

— Espero que você nunca precise dar voz de prisão para um obeso. Eles são teimosos.

— Eu nunca vou precisar fazer isso, pai... Pode ter certeza.

Despediram-se, e Chico foi deitar. Sua cabeça ficou mais aflita ainda. Que realidade era aquela que se descortinava aos seus olhos? Mal começara sua carreira como Fiscal de Peso Corporal e já tinha um grande dilema para resolver. Seria demais para ele aquilo tudo. Pensou muito em Magali. No ano seguinte teria que retornar lá, e se sentiu culpado, pois foi cúmplice de uma pessoa obesa. Arrependeu-se da sua atitude impulsiva. O certo seria ter chamado as autoridades e dar voz de prisão para ela ficar em quarentena.

Culpou-se também sobre ter sentido tanto afeto por ela. Com certeza nada daquilo teria acontecido se ela fosse uma simples cidadã. E aquela avó dela? Por que não fazia nada? Por que não cuidou da menina? Será que dava as cápsulas certas para a neta?

Enfim, eram muitas questões. Mas uma coisa era fato: embora com raiva de tudo isso, Chico jamais deixou de notar que Magali não batia com a descrição dos obesos que as pessoas faziam.

Naquela noite Chico teve que tomar o SlowDown para conseguir dormir.

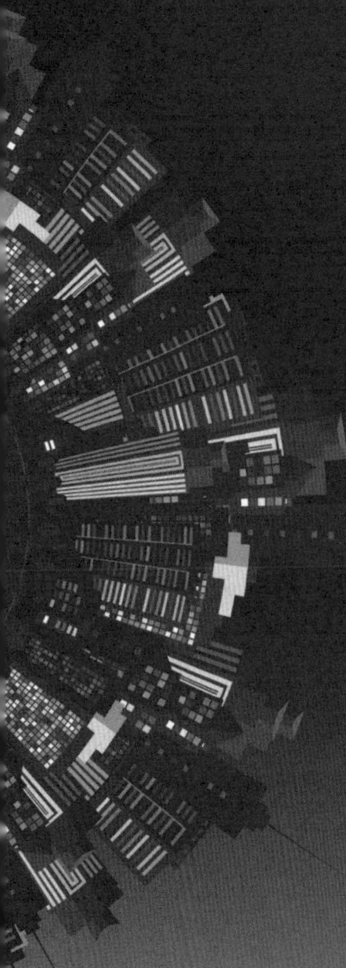

CAPÍTULO 7

A RESISTÊNCIA

Era de manhã ainda — não passava das 8 — quando sete homens de terno e gravata se reuniam em torno de uma mesa enorme no alto de um edifício espelhado. Todos eles muito bem apessoados, de idades variadas. Alguns eram jovens, e se não fosse pelo sobrenome conhecido passariam por trainees. Outros eram mais velhos, alguns já tendo passado da casa dos 60 anos.

No entanto, em frente à mesa, estava Sérgio, de 47 anos, que falava a todos, mostrando em slides no telão um esquema difícil de entender.

— Bom, basicamente é esse o meu papel. Solicito aos senhores que avaliem a gravidade disso que estamos passando. Temos, sim, provas suficientes para invadir pelo menos três locais que consideramos prováveis focos da Resistência.

— Prováveis focos? — perguntou um senhor.

— Sim, prováveis — titubeou Sérgio.

— Pois é justamente por causa desse "prováveis" que não podemos invadir.

— Mas é quase certeza que...

— Quase certeza não é certeza — disse alguém mais enfático.

— Bom, sou da opinião de que quanto mais demorarmos, mais a Resistência vai crescer e contaminar as pessoas com suas ideias.

— Estima-se que são em quantos hoje?

— Não fazemos a menor ideia.

— Veja — disse o ancião da sala — sou membro da Polícia Nutricional Federal há mais de 30 anos. Participei da Reforma Nutricional, e nunca chegamos a um momento tão crucial como este. Agora os rumores da existência de rebeldes vêm tomando conhecimento popular.

Quando esse senhor (o mais velho entre todos) falava, todo mundo costumava ficar em silêncio. Ele falava pouco, e quando falava é porque realmente era importante.

— Desde a pandemia de 2020 estou engajado em tudo isso, e sei que hoje só tenho forças para trabalhar porque meu corpo e minhas células recebem os nutrientes certos, que antes eram impossíveis apenas com a alimentação.

Pegou um pouco de ar e continuou.

— Tenho observado a apresentação do Sr. Sérgio, que é muito boa, inclusive. No entanto, apresenta falhas, que podem dar brecha para desvalidarem a nossa ação.

— Mas a Resistência está fortemente ativa, devo insistir — disse Sérgio.

— Eu sei, eu sei. E temos que pegá-los de uma vez só. O problema é que eles são tão bons, mas tão bons, que não sabemos o que é a tal Resistência de fato. Não sabemos até onde vai a lenda ou até onde vai a realidade. Infelizmente temos que admitir isso.

Sr. Sérgio, um pouco aflito, comentou:

— Olha, com todo o respeito a Vossa Excelência, mas eu apresentei aqui mais de um indício de que a Resistência existe e está ativa. Inclusive mapeamos possíveis focos.

— E é por isso mesmo que assisti até o final, meu amigo. Senão já teria saído antes.

— Não podemos ignorar isso tudo — disse Sr. Sérgio.

— Não vamos ignorar. Só vamos pensar em uma forma mais prudente de agir.

Um dos mais jovens levantou a mão. E como a juventude geralmente vem carregada de uma energia ainda não balizada pelos tombos da vida, ele se pronunciou:

— Eu tenho uma ideia melhor — disse enfático, mas sem parecer arrogante. Todos olharam, esperando-o continuar.

— E se tivéssemos "infiltrados" de alguma forma, próximos aos possíveis focos?

— Explique-se melhor — disse alguém.

— E se colocássemos pessoas nossas para morar próximos dos focos da Resistência?

— Interessante... seria um meio-termo — disse o ancião.

— Colocamos funcionários nossos, do governo, infiltrados em um raio de um quilometro de onde pensamos estar o foco.

— Ótimo! No entanto, temos que pensar bem como vamos fazer isso.

— Sim — disse o jovem.

— Temos que pensar em arrumar outra profissão para eles, encontrar imóveis no local para eles morarem sem deixar rastro, etc. Temos muitas coisas para ver antes de pensar na real aplicabilidade desse plano.

— Sim, sim... Eles terão que ter outras profissões, praticamente outra vida, nesse bairro. E serão nossos olhos lá.

— Perfeito! Vamos fazer isso. Temos que pensar bem em quem colocar, analisar o perfil, ver se a pessoa sabe dissimular que tem outra profissão, etc.

— De fato. Vamos estudar isso com calma.

O ancião, então, se pronunciou mais uma vez:

— Para a reunião de semana que vem tragam nomes, indicações... Estudem nossos melhores funcionários e vejam quem se enquadraria nesse perfil.

Todos sorriram.

— Por ora encerramos a reunião. Tenham todos um ótimo dia.

***

Em outro departamento, outro edifício, Francisco chegava para se reunir com alguns colegas, conforme faziam uma vez por mês. Embora não tivessem horários, somente cotas de habitantes para mapear, era importante se reunirem para apresentar os relatórios do mês. E aquele seria o primeiro mês de Chico.

Sr. Nelson, o FPC sênior, começou a explanação de alguns dados referentes à sua performance mensal.

Depois foi a vez de uma mulher.

Depois um outro homem.

Depois, Chico.

Chico mostrou quantos moradores tinha aferido. O espanto foi que ele, sem saber, visto que estava no primeiro mês como FPC, acabou aferindo quase o dobro de habitantes que os demais. Sua performance chamou a atenção do Sr. Nelson.

— Impressionante, Sr. Francisco! Quem dera nosso sistema fosse agilizado como o senhor tem sido este mês! Esperamos que não seja apenas empolgação de iniciante — falou, em tom sarcástico.

Chico sabia que iria se destacar. Não porque era um maluco atrás de performar, como todos da sua época queriam, em qualquer profissão. Mas porque trabalhar tirava suas angústias depois do que ocorreu na casa de Magali.

— Muito obrigado, Sr. Nelson. Só fiz minha obrigação, sou bem pago, e não me acho superior a ninguém por isso.

Chico já chamara a atenção dos demais desde suas perguntas muito bem colocadas durante a fase de treinamento. Porém, neste dia específico, ele jamais deixaria de ser notado pelos seus colegas.

Primeiro porque era "desinteressadamente performador", e segundo porque procurava ser simpático e solícito com todos. Muitos até tinham uma pontinha de inveja, mas todos sabiam que não tinha como não ir com a cara daquele rapaz, que de tão simples que era, fazia questão de ser chamado apenas de Chico. Era só mais um "Chico"...

Ele, no entanto, carregava algumas angústias em seu íntimo. Sabia que algo acontecia em seu coração. Nunca mais tinha se encontrado com Magali, e sabia que tinha feito algo errado ao pesar-se na balança no lugar dela. Passara-se mais um mês, e Chico novamente foi o FPC mais elogiado entre seus colegas. Dessa vez, todos tentaram performar mais, mas como ninguém sabia da performance de ninguém, apenas no dia puderam ver que Chico tinha triplicado seu número de habitantes avaliados.

Qual era o motor propulsor de tanta energia em Chico? Amor? Arrependimento? Impossível saber, pois não somos seres setorizados. A competição entre funcionários não era uma coisa rara. E não apenas no departamento de Chico, ou ainda na esfera pública. Tudo era muito competitivo. Tudo girava em torno da deusa Meritocracia.

Às vezes o que mais motivava os elogios a Chico pelos colegas era sua humildade. Ele honestamente não ligava muito. Sabia que estava tentando preencher um grande vazio. As moças do departamento percebiam isso, de uma forma que só a sensibilidade feminina saberia explicar.

— Um homem com uma dor é muito mais elegante — disse uma colega, reparando no jeito quieto de Chico receber os elogios.

No quarto mês consecutivo de destaque (quatro meses após a mensagem de Magali), Chico recebeu uma mensagem do Sr. Nelson para ir a um endereço específico, pontualmente às 13:30. Às 13:29, Chico estava lá. Com a mesma roupa de sempre: camiseta polo branca com as iniciais bordadas no peito: F.P.C., da Prefeitura de Fit City.

Esperando no corredor, ouviu alguém abrir a porta que ficava logo atrás de onde ele estava:

— Sr. Francisco, queira me acompanhar.

Era Sérgio que o chamava. Chico não sabia o que estava acontecendo. Com um ar respeitoso, Sérgio apontou a cadeira para ele sentar-se.

— Sr. Francisco, me chamo Sérgio e sou juiz.

Chico corou. Não sentia seus pés ou suas pernas. Sentia apenas o coração na boca. Tinha certeza de que descobriram o que fez lá atrás. Tinha certeza de que "a casa tinha caído" para o seu lado. Acobertara uma cidadã com obesidade. Teria coisa pior que isso?

— Sr. Francisco, estou formando uma equipe de investigação altamente secreta, e seu trabalho não deixou de nos chamar a atenção.

Trezentas toneladas saíram da cabeça de Chico. Ele se sentia leve novamente. Triste ainda. Mas leve. Sérgio continuou:

— Quero entender até onde posso confiar em você!

— Permita-me dizer, Sr. Sérgio — falou Chico, em tom humilde — acredito que não fiz nada além do meu próprio trabalho e que meus colegas são tão bons quanto eu.

Sérgio sorriu e falou:

— Já sabia que o senhor ia fazer algum comentário nesse sentido. Isso encanta a todos. Mas aqui não estou interessado em sua humildade, mas sim em sua performance. O senhor já ouviu falar da Resistência?

— Sim, sim. Muito pouco, afinal, tudo o que o Sr. Nelson dizia era que sempre iríamos saber das coisas na hora certa.

— Exato, Sr. Francisco. E agora chegou a hora certa para o senhor saber disso. Lembro-lhe que esta é uma conversa sigilosa. É segredo de Estado.

— Sr. Sérgio, não é do meu interesse ou feitio vazar conversas...

Sr. Sérgio prosseguiu:

— Vou te mostrar a mesma apresentação que fiz aos meus superiores, e com o mesmo detalhe. Peço o máximo de atenção.

Chico maneou positivamente a cabeça, e o juiz mostrou tudo o que mostrara na primeira reunião. Ao terminar, Chico ainda estava digerindo as novas informações. Sr. Sérgio então finalizou:

— Resumindo, Sr. Francisco: eu quero o senhor infiltrado em um dos focos da Resistência. O senhor será meus olhos nas ruas.

— Mas eu sou FPC. Já ocupo uma função pública. Isso não trará suspeitas?

— Ótima pergunta! Na verdade, eu queria muito que essa pergunta partisse do senhor — disse o juiz. E continuou: — De fato, sim. No começo a nossa ideia era pegar policiais anônimos e infiltrar em cada bairro. Alguns responsáveis por isso talvez até o façam. Mas eu vou querer um trabalho diferente.

Chico prestava atenção.

— A minha estratégia é justamente pegar um FPC, porque você vira a cidade de cabeça para baixo. Acho que o senhor será mais proveitoso exatamente dentro da sua própria profissão.

— Entendi. Então o senhor me escolheu justamente por eu ser um FPC? Não seria mais interessante um mais experiente que eu?

— FPCs tem aos montes, e mais experientes que você, realmente. Veja por exemplo o Sr. Nelson. Seria um ótimo candidato. No entanto, não foi por isso que você foi escolhido.

— Foi por que então, Sr. Sérgio?

— Seu carisma, sua competência e sua empatia. Vamos precisar de você usando tudo isso nesse projeto.

— Fico lisonjeado, mesmo não merecendo tantos atributos.

Sr. Sérgio sorriu, terminou de digitar algumas coisas e dispensou Chico.

— O senhor vai receber no seu celular a data para a nossa próxima reunião.

— Entendido. Até mais, Sr. Sérgio.

— Até, Sr. Francisco.

Chico saiu da sala aliviado e feliz. Não sabia se poderia ser um verdadeiro herói ou estava simplesmente arrumando sarna para se coçar. De qualquer forma, voltou para as ruas e fez o que todo homem honrado deveria fazer após receber uma promoção: continuar trabalhando normalmente.

***

Passado algum tempo, Chico foi convocado novamente para uma reunião. Dessa vez não era somente com o Sr. Sérgio, mas sim toda a força-tarefa responsável por desmantelar a Resistência.

Os escolhidos para ficar na linha de frente foram três. Um gari, que ficaria limpando as ruas com uma escuta acoplada ao corpo, uma senhora costureira que foi escolhida por ser tão insuspeita, e um FPC, que era o Chico. De todos os três, nosso FPC seria o mais ambulante de todos. Não ficaria apenas em um bairro. Seria colocado estrategicamente para cobrir áreas em que a investigação precisasse de mais clareza.

Para cada um desses, um raio de ação e uma estratégia foi traçada. Ganharia uma bonificação quem fosse o primeiro a apresentar pelo menos um foco da Resistência. A remuneração equivaleria a cinco anos de trabalho de Chico, mas, para falar a verdade, ele não estava muito aí para o dinheiro. Na verdade, só queria alguma emoção na vida para esquecer Magali.

Quando se pegava pensando nela, avaliava a incoerência de desejar estar mais perto dela. Não fazia muito sentido. Ela era de outra classe e tinha aspirações diferentes. Não estava legalizada, e, principalmente — isso era o que mais o incomodava — eles se conheciam havia muito pouco tempo. Que tipo de FPC ele seria se a cada cidadã que ele fosse aferir ficasse apaixonado?

— Sr. Francisco — disse Sergio, tirando-o das divagações — eu serei o encarregado do senhor. Lembre-se de que o senhor foi escolhido a dedo por mim. Saiba que estamos juntos nessa, e qualquer coisa que o preocupe o senhor pode me avisar.

— Obrigado — disse Chico.

— Aqui está o dossiê com toda a explicação sobre a nossa força-tarefa — disse Sérgio, entregando uma imensa papelada a Chico, enquanto os outros dois recebiam outras também dos seus tutores.

Lá pelas tantas, Sr. Sérgio levantou um pouco o tom de voz e chamou a atenção de todos. Havia mais ou menos dez pessoas naquela ampla sala

— a mesma sala de sempre:

— Queridos amigos, estamos em um momento delicado e decisivo. Nossa produtividade jurídica não será parada por nada. Sabemos que vocês ainda precisam ler os dossiês para se inteirarem completamente, porém, gostaríamos de deixar algumas instruções prévias.

Ante o consentimento de todos os presentes, ele prosseguiu:

— A Resistência é antes de tudo inteligente, pois, ao que me consta, desde a Reforma Nutricional de 2020, há 30 anos, nunca sequer um único membro foi detido. E isso fez com que os mais céticos pensassem que ela nem existisse.

Todos ouviam muito atentos, os tutores, os tutelados e os dirigentes.

— Seria ingenuidade nossa achar que se trata de um folclore apenas porque dispomos de pouca informação — continuava Sr. Sérgio.

Chico, como sempre curioso, como já se sentia à vontade, perguntou respeitosamente:

— Quais são as provas mais contundentes que temos, Sr. Sérgio? Embora eu saiba que provavelmente isso é citado no dossiê, poderia citar algumas?

— Sim, sem problemas. — O juiz gostava da curiosidade de Chico.

— Primeiro de tudo: há dez anos foi encontrada o que parecia ser uma melancia em recente decomposição em um terreno baldio.

— Melancia? — perguntou Chico ante a palavra de que nunca tinha ouvido falar.

— É uma espécie de fruta.

— Fruta? — perguntou novamente Chico, mais intrigado ainda.

Sr. Sérgio entendeu quão pouco embasado eles ainda estavam.

— É uma substância tóxica. — Ele não queria dizer “alimento”, pois essa palavra se tinha transformado em tabu.

— Entendi. Foi encontrada uma substância que não faz parte do sistema em um terreno abandonado — concluiu Chico, pensando em voz alta.

— Exatamente! — continuou o juiz. — Também temos notícias de que algumas pessoas simplesmente desaparecem das internações. Provavelmente são resgatadas pela Resistência.

Nesse momento Chico teve um insight. Já tinha ouvido que algumas pessoas sumiam das internações.

— Temos também alguns registros incoerentes no nosso banco de dados sobre o peso corporal de alguns habitantes.

Soou um alarme dentro de Chico. Mas ele dissimulou e perguntou:

— Um cidadão pode ser da Resistência simplesmente porque não está no Peso Perfeito?

— Em hipótese alguma — disse Sr. Sérgio. As oscilações, tanto para mais quanto para menos, é que levantam suspeitas. Estar com sobrepeso ou obeso não significa necessariamente que a pessoa não está tomando atitudes contra aquilo. No entanto, demograficamente, sabemos que as pessoas com sobrepeso, após passarem pelos tratamentos corretos e as internações, nunca mais voltam a apresentar sobrepeso.

— Entendi — disse Chico.

— Se houver recidiva, sim, aí teremos suspeitas.

— E que tratamento é esse por que eles passam?

— É muito complexo. Caso o senhor tenha curiosidade, posso lhe chancelar uma visita restrita ao hospital, e lá conversará com os médicos que irão lhe explicar. Como o senhor estará nessa força-tarefa, isso é algo que pode ampliar muito os seus horizontes. Sinta-se à vontade para ir a qualquer lugar, Sr. Francisco. Queremos entrar para a História como as pessoas que descobriram a Resistência.

— Entendi.

— Todos os senhores deverão iniciar esta semana também o curso de tiro.

— Tiro? Com arma de fogo? — disse a senhora, espantada.

— Exato. Não sabemos o que nos espera. Ainda mais em se tratando da Resistência — disse o juiz. E continuou:

— Vocês estarão sempre armados até os dentes — disse ele, sorrindo — não para matar gratuitamente suspeitos, mas porque realmente não sabemos o que nos espera. Caso haja resistência, sim, terão chancela para matar, caso precisem.

Nesse momento a conversa ficara um pouco mais séria. E Chico começara a se arrepender de entrar nessa missão. Não queria tirar a vida de ninguém. E não se aguentou calado...

— Não me agrada a ideia de tirar a vida de uma pessoa. Mesmo que em nome do Estado.

— Por isso é importante que leiam o dossiê. Há relatos de torturas feitas pela Resistência. Inclusive de que eles planejam tomar o Estado e estabelecer uma ditadura.

— Ditadura? A essas alturas? Impossível! — disse o gari, que até então permanecia calado.

— Sim. Temos que sempre priorizar pela nossa liberdade — disse Sr. Sérgio. — Hoje vivemos uma liberdade fenomenal. Somos livres para performar o quanto quisermos. Somos livres para empreender e trabalhar até o desfalecimento das nossas forças. Não modulamos nossos nutrientes por acaso!

Chico se sentiu confuso com as falas de Sr. Sérgio, mas decidiu não interromper desta vez. Sabia que o juiz era famoso por falas confusas também.

Depois de mais alguns minutos de conversa, todos foram dispensados. Todos agora tinham pulseiras que monitoravam onde estavam. Era uma medida preventiva para a própria segurança deles. Se houvesse algum desaparecimento eles poderiam ser resgatados.

Assim que terminou, Chico decidiu não trabalhar mais naquele dia e voltou para casa mais confuso ainda. Milhões de coisas passavam pela sua cabeça. Tudo isso aliado ao sentimento basal de que queria ver Magali de novo. Mas não se permitiria, pois se sentia envergonhado por sua conduta, e também não sabia mais o que pensar dela. Diante de tanto assunto sobre a obesidade em seu meio de trabalho, ele ficou confuso. Na cabeça de Chico a obesidade era como a varíola. Teria sido erradicada da humanidade. Mas não. Ele convivera com — e provavelmente se apaixonara por — uma obesa, que já na sua primeira pesagem foi acobertada por ele mesmo. Mas o pior de tudo era pensar que aquela menina obesa despertou nele sentimentos que jamais outra pessoa despertara. E isso estava começando a ficar difícil de segurar.

Chegou em casa ainda ao entardecer, tomou um banho e resolveu, pela primeira vez, tomar o Numb que sua mãe tomava. Estava angustiado, e percebia que, quando sua mãe estava angustiada, aquilo a deixava melhor. Mexeu nas coisas dela (não se sentia bem fazendo isso) foi até o aguador e ingeriu uma dose. Deitou-se na cama e começou a sentir um leve entorpecimento dos membros. Logo todo o seu corpo ficou entorpecido e ele começou a ver seu próprio corpo deitado na cama. Flutuava acima do seu corpo. Aquilo era bizarro demais, mas ele decidiu não entrar em pânico. Respirou fundo. Sentia uma espécie de euforia, algo lúdico... Vontade de não fazer nada e apenas rir olhando para si mesmo dormindo. Euforia era algo raro naquelas épocas em que o assunto era só produtividade.

Inteligente que era, entendeu por que sua mãe estava viciada naquele sachê. Percebendo-se flutuando, sem saber se estava tendo uma viagem astral ou um sono delirante, decidiu que ia procurar Magali. Conseguia volitar, seria fácil achá-la. Imaginou o endereço dela, e quando chegou lá Magali estava sentada na varanda com sua avó, vendo o pôr do sol e dando risada de alguma coisa que ele não sabia. Ele olhava para elas atentamente. Magali, ao percebê-lo se aproximar, silenciou e se levantou...

— Você por aqui, Chico?

Ele nada respondeu, apenas ficou olhando para ela.

— Que saudades de você, meu amor!

Ela então abriu os braços, e ele "aterrissou" na frente dela e a abraçou. Deram um beijo demorado.

O pôr do sol se fazia lindo, e ele jurava estar escutando "Ladies and Gentlemen We Are Floating in Space" enquanto tudo isso acontecia. Ele não se lembrava de ter tido essa sensação na vida. O abraço de Magali era a coisa mais gostosa que ele já tinha sentido. Aquele pôr do sol, aquele céu de baunilha e aquela música no fundo. O que mais ele poderia desejar?

Mas ele precisava fazer uma pergunta... Olhou nos olhos dela e perguntou:

— Você acha que teríamos futuro juntos?

Ela olhou bem nos olhos dele e disse:

— Se queres paz, te prepara para a guerra. E se não queres nada, descansa em paz.

Ela silenciou e ele tremeu diante da frase dela.

Chico acordou suado em sua cama. Eram 4 horas da madrugada. Ainda um pouco grogue, não demorou para dormir novamente. Só que dessa vez, infelizmente, não sonhou mais nada.

Acordou no dia seguinte se sentindo estranho. Mas tinha que tocar a vida. Sabia o quanto um sonho alucinógeno poderia atrapalhar seus planos. Ficou curioso pensando por que sua mãe tomava tanto aquilo. Não seria a última vez que ele tomaria, no entanto, daria um bom tempo até a próxima dose. Afinal, aquilo tudo deu um cansaço nele.

No dia seguinte a reunião com a força-tarefa seria à tarde, o que lhe deu tempo para fazer algumas fiscalizações pela manhã. Acordou cedo demais e quis adiantar algumas coisas. Chico era notavelmente o melhor FPC, pois alguns funcionários faziam seis aferições por dia e Chico só pela manhã fizera oito.

— Meus amigos — disse Sérgio — essa pulseira que vocês têm no punho, como já dissemos, é para a sua própria segurança. Ela tem três funções de extrema importância para sairmos bem-sucedidos nessa empreitada quase cega contra a Resistência.

Todos ficaram curiosos. Ele prosseguiu.

— A primeira e mais óbvia é a função de GPS. Sempre estaremos cientes do lugar onde vocês estão.

Todos olhavam atentos.

— A segunda é a de um Odorímetro.

— Odo- o quê? — perguntou a mulher.

— Odorímetro. Esse aparelho detecta seletivamente cheiros alimentares, digamos assim.

— Cheiros alimentares? — perguntou Chico.

— Sim. Cocção, fritura, frutas, defumação. Qualquer coisa que envolva alimentos.

Chico fez que entendeu, mas "alimento", para ele, ainda era algo muito vago.

— E, por último, é um alarme. Caso vocês desapareçam ou o odor se faça notar, automaticamente toda a patrulha estará no local de vocês. E é aí que pegamos a Resistência. Portanto, não tenham medo de desbravar a cidade toda. Todos ganharão com isso.

— Todos ganharão?

— Sim, vocês serão condecorados e terão salários e cargos melhores. A cidade estará mais segura. Os rebeldes estarão presos. E Fit City será, aos olhos do mundo, a cidade-modelo! Vamos pra cima!

Chico, ainda com a pulga atrás da orelha, só quis se certificar:

— Na prática, nós continuamos a fazer nossas funções, certo? Ficaremos com o olhar mais atento e a pulseira no braço, correto?

— Exatamente — disse Sr. Sérgio. — Vocês têm profissões que naturalmente os colocarão em contato com a Resistência. Se por acaso vocês cumprimentarem alguém que tocou em alimento, a pulseira irá detectar. Sejam naturais, e procurem situações de diversidade de locais e de pessoas.

— Captei — disse o gari.

Mais uma reunião terminou.

***

Chico não esperava que naquele mesmo dia a reunião acabasse tão cedo. Sobrava tempo para ele. Se fizesse mais quatro aferições, já teria doze em um dia. Seria o dobro dos demais.

E a saudade de Magali só crescia.

Verificou no seu sistema, tinha uma casa a ser aferida a uns dois quilômetros da casa de Magali. E nessa casa os moradores só estariam disponíveis às oito horas da noite. Ele não pensou duas vezes. Quem sabe, indo um pouco antes, não encontraria Magali?

Desceu no ponto de ônibus mais próximo da casa dela. Iria andando os outros dois quilômetros. Ao avistar o muro alto da sua casa, tinha pensamentos confusos. Queria vê-la novamente, pois ficara um clima estranho. E talvez, vendo-a agora com outros olhos, poderia ver que ela também não era tudo aquilo que ele pensara. Perdido no meio de divagações, olhando para o muro, escutou uma voz atrás dele:

— Chico?

Era aquela doce voz. Ele se virou.

— Maga... Magali?

Chico mal tinha notado também a avó de Magali. Dona Rosa, ao perceber o jeito sem graça do rapaz, decidiu tomar a frente da conversa:

— O que está fazendo parado aqui, Chico? Veio fiscalizar meu muro também, é?

Todos riram.

— Ah... eu... eu... desci no ponto errado. Tenho um cidadão para aferir a uns quilômetros daqui, mas me antecipei sem querer.

— Sei... — disse a senhora.

Magali segurava duas sacolas com panos e linhas.

— Chico, por favor — disse a avó — abra para nós o portão. Ele está só encostado, é só puxar.

Chico puxou o portão e elas entraram. Ele, fazendo-se de tonto, foi entrando atrás. Não sabia definir muito bem o que sentia. Mas queria estar perto delas e sentia que elas eram receptivas à sua presença. Ao subir o morrinho que dava na varanda da casa, aquele raio de fim de tarde que aparecera em seu sonho estava ali. Pujante, e era de verdade.

— Magali, como é lindo o pôr do sol aqui da sua varanda!

— Sim. Toda tarde, eu e minha avó sentamos aqui para contemplar essa maravilha de cores.

Chico olhava, abismado.

— Quer se juntar a nós hoje?

Eram seis e meia. Chico deveria estar às oito na casa da outra família. Logicamente não recusou o convite.

Magali e sua avó deixaram as sacolas lá dentro. Sua avó demorou mais para voltar. Com ambos sozinhos, Chico tomou a iniciativa de falar.

— Sabe, Magali, eu andei pensando em você esses dias. Queria que você soubesse que te estimo muito. Sinto algo inédito e especial por você. Você é uma pessoa adorável, sabe?

— Eu sei que sou. Sou muito linda e humilde também — disse, rindo gostosamente.

Chico ficava maravilhado com aquela espontaneidade. Via nela uma graça e uma leveza que não condiziam com a imagem dos obesos tão transgressores de que ele ouvia em seu trabalho.

De repente (como sempre) a avó de Magali apareceu na varanda.

— E como está o serviço, Chico?

— Está ótimo, Dona Rosa. Continuo me destacando pela minha performance — disse ele, feliz.

— Ah, a performance!... Verdade, isso é muito importante. — disse a senhora.

— Inclusive, agora, eu fui promovido. Estamos em uma missão que eu não sei se é furada ou não. Nem sei se existe o inimigo que me colocaram para encontrar.

Magali, que não perdia uma oportunidade de brincar, falou:

— Ah, é? Então você agora é tipo aquelas crianças que estão em uma missão secreta que é tão secreta que nem elas sabem?

Chico sorriu sem graça.

— Não é isso. É que é tudo muito vago pra mim.

Chico falava sem se dar conta da gravidade do que estava expondo. Continuou:

— Primeiro ficam falando dessa tal Resistência, que ninguém conhece e ninguém viu. Aí, quando eu pergunto sobre os indícios, eles falam da tal da melancia, e nem sabem me explicar o que é uma melancia.

— Nossa, que confuso! — disse Magali, olhando para a sua avó.

— Sim! E depois me colocam uma pulseira que é GPS, alarme, e detecta aromas que não entendi direito do que se tratava.

— Aromas? — perguntou a avó.

— É... "cocção", disseram eles. Mas para mim não está nada claro.

— E por que não perguntou, Chico? — disse Magali.

— Porque eu já sou muito curioso. Aquele Sr. Sérgio não me dava muitas brechas para perguntar.

— Nem me fale — disse a avó — eu sei bem o que é conviver com alguém curioso — falou, dando um beliscão na Magali. Elas se olharam e riram.

— Como você acha que aprendi desde cedo o artesanato? — disse Magali.

— Magali é muito curiosa. E não sossega nunca — enfatizou a avó.

Chico observava as duas conversando e quase perdeu a hora. A vontade era de ficar ali com elas para sempre. Estava muito à vontade. Parecia que as coisas aconteciam quase em uma dimensão diferente. Mas ele não podia ficar.

— Pessoal, preciso ir. Afinal, já sabem... Sou escravo da performance — falou, num tom de autopiedade.

— Ah, vai lá, escravo... — disse Magali — eu também preciso "performar" meus artesanatos aqui.

— Você não perdoa uma frase minha, hein?! — disse Chico, agora se sentindo mais íntimo.

— Eu não consigo, Chico. É mais forte do que eu — Magali falou, dando de ombros.

Chico se levantou, cumprimentou ambas educadamente, recolheu seu aparelho do chão e rumou ao portão. Magali o acompanhou enquanto a avó ficou na varanda.

— Chico, quando quiser, apareça, tá bom?

— Eu nunca sei quando você está falando sério — disse ele.

— Agora eu estou falando sério...

— Tá bom.

— Agora, tchau, Sr. Performance! Vai lá salvar o mundo do bicho-papão!

Chico ficou bravo por cinco segundos. Depois não conseguiu manter o semblante e soltou uma gargalhada, já saindo do portão:

— Você é demais, Magali... Você é demais!

Foi sorrindo pela rua, imaginando o quanto ainda não a conhecia. Seria possível alguém ser daquele jeito tão diferente? Leve, risonho, e com um humor ácido de dar inveja à mente mais inteligente?

Magali ia se permitindo aos poucos ser descoberta por ele. Ela era sutil. Ele foi embora com o coração menos angustiado. Ninguém tocou no assunto da pesagem dela, e Chico gostou muito disso. "Quando quiser, apareça", dissera ela. E essa era a frase que talvez ele mais precisasse ouvir naquele dia.

CAPÍTULO 8

A VERDADE VOS LIBERTARÁ

Em uma reunião fatídica, Sr. Sérgio, já um pouco alterado com o insucesso da força-tarefa, falava em tom mais rude para Chico e os demais:

— Estamos há um mês nessa missão e até agora nada vindo de vocês!

Todos ficaram no maior silêncio.

— Não é possível! Ou vocês estão distraídos demais, ou eu estou ficando louco com fantasmas. Onde estão eles? Onde estão pelo menos alguns dados e evidências da Resistência? Não é possível que eles se escondam tão bem!

O gari levantou o dedo, pedindo permissão para falar, que foi concedida.

— Sr. Sérgio, será que nossos inimigos não estão de alguma forma em um lugar não acessível?

— Como assim? — perguntou Sérgio.

— Não sei. Podem estar até em outro país, controlando remotamente, ou nos esgotos, em alguma base no subsolo. Não sei. Só estou tentando achar alguma brecha na nossa investigação.

— Não creio. No entanto, tenho algo novo aqui comigo, que, infelizmente, não partiu de vocês, mas vai nos ajudar.

Sr. Sérgio projetou um telão na parede e mostrou um bairro retirado da cidade. Parecia uma pequena zona rural.

— Aqui neste ponto, nosso satélite detectou uma alteração anormal da temperatura. Não houve queimadas nem nada. Apenas um fluxo diferente de temperatura.

Todos mostravam ainda não entender. Sérgio, percebendo, continuou:

— As oscilações de temperatura foram ao meio-dia e duraram apenas uma hora. Isso é algo típico de cocção. E meio-dia é um horário sugestivo, como vocês devem saber.

— Era o horário em que as pessoas almoçavam antes da Reforma — disse a mulher, quase completando a frase de Sérgio.

— Exato! Temos alguma pista e vamos investigar melhor.

Chico silenciara. Quando vira a imagem na parede, sua espinha tinha ficado congelada. Um sinal de alerta soou na sua mente. Aquele era o bairro de Magali. Será que ela corria algum perigo? Será que tinham descoberto o que ele tinha feito lá atrás com a pesagem dela e estavam apenas dando indiretas? Sr. Sérgio olhou para o gari e disse:

— A partir de amanhã o senhor vai intensificar a limpeza desta região. Quero o senhor lá pelo menos metade de sua jornada.

— Sim, senhor — disse o rapaz.

— Sr. Francisco — Sérgio tirou-o do transe — a partir de hoje quero o senhor indo todo dia a essa região fiscalizar algum cidadão.

Mas, como era a região de Magali, Chico já tinha feito o relatório de praticamente todos os habitantes. Ele procurava todo dia fazer de um ou outro para dar uma passadinha por ali e tentar achá-la.

— Mas eu praticamente já tenho de todos os habitantes, Sr. Sérgio.

— Refaça todos. Invente uma desculpa de que tivemos problemas no sistema. Dê o seu jeito. Por favor, seja criativo!

Chico acenou com a cabeça que entendera o recado. Para ele não seria nenhum sacrifício ter que ver Magali de novo. Ele só esperava que agora ela pudesse bater o próprio peso.

— Por enquanto estão todos dispensados. Aguardem novas ordens e vamos lá pegar esses sem-vergonhas.

Chico saiu de lá e já sabia qual seria a primeira casa em que refazer a avaliação: a de Magali.

***

Horas depois, Chico chegou de surpresa à casa de Magali. Estava exultante. Não sabia o que o aguardava, e isso lhe dava certo medo, pois ela também não esperava a sua visita. Mas era justamente esse medo que o movia.

Desceu no ponto de ônibus de sempre e lentamente foi caminhando em direção àquele portão de metal, já velho conhecido seu. Apertou a campainha e aguardou. No entanto, para a sua surpresa, e talvez decepção, quem atendeu foi Dona Rosa.

— Chico! Bom dia! Você por aqui?

A avó da moça parecia surpresa. Mais expressiva que o normal.

— Dona Rosa, a senhora me desculpe, mas devido àquela missão que eu já tinha comentado da outra vez — disse Chico quase sussurrando — eu terei que refazer algumas pesagens. E como a minha primeira cidadã pesada foi a Magali, eu decidi recomeçar com ela. A senhora poderia chamá-la?

— A Magali? Ah, infelizmente ela não se encontra, Chico!

— E ela vai demorar?

A avó de Magali não podia nem dizer que Magali tinha ido à Teresona comprar fios, pois já era um pouco tarde.

— Olha, não sei. Ela saiu sem me avisar direito também.

— Puxa vida!

Ele desanimou. Ficou com uma pontinha de ciúme de Magali. Será que ela já tinha um novo amigo, ou mesmo um namorado? Será que a avó estaria encobrindo a neta, até com boas intenções, para não magoá-lo?

— A senhora se importaria se eu entrasse e aguardasse um pouco? Eu preciso levar alguns resultados hoje para análise.

A avó de Magali não podia negar um pedido tão educado por vários motivos. Primeiro porque ela não queria que ele pensasse que ela estava escondendo o paradeiro de sua neta. Segundo, porque ele era um agente do governo, e terceiro, porque realmente era um bom moço. E embora passasse despercebido para ele, era nítido que a avó da menina estava tensa.

— Chico, só não vou te convidar pra entrar em casa porque está uma bagunça. Mas vamos sentar na varanda pra conversar. Eu sei que você gosta do meu pôr do sol.

Chico aquiesceu.

— Venha, venha... Sente aqui enquanto eu só vou tomar meu *shot* imunológico no aguador — disse a senhora.

Chico se sentou e novamente se permitiu sentir a paz que aquela casinha de vó lhe transmitia. Ficava olhando para o portão, imaginando quando Magali ia aparecer. Não saberia quanto tempo ficou absorto.

— E o trabalho, como está indo, Chico?

Ela o tirou do transe.

— Ah, está indo bem. Como falei... Às vezes me sinto fazendo algo realmente nobre e produtivo para a sociedade, porém às vezes me sinto apenas perseguindo fantasmas. Não sei se deveria ter aceitado esse tipo de "promoção" do Sr. Sérgio.

— É... a gente escuta falar desse juiz. As opiniões são bem divididas. Alguns dizem que ele é extremamente estratégico e inteligente. Outros o acham atrapalhado e impulsivo — disse a senhora.

— Pois é... Mas eu procuro não pensar muito nisso. Procuro pensar que meu trabalho ainda me permite meus joguinhos online à noite e conhecer pessoas como a senhora e a Magali.

A senhora deu um leve sorriso, respirou fundo e falou:

— O que você sente pela minha neta, Chico?

Ele não esperava a pergunta e ficou corado. Mas a abertura que ela lhe dava era tanta que ele se sentia à vontade para falar.

— Eu gosto muito da sua neta. Eu penso nela todos os dias da minha vida. E não sei o que fazer, pois nunca senti isso por ninguém e nunca tive essas conversas com meus pais.

— Você não conversa com seus pais sobre essas coisas? — Dona Rosa sempre com suas perguntas...

— Converso muito pouco com os meus pais — disse ele. E percebendo talvez um momento de desabafo que nunca tinha tido na vida, continuou: — Meu pai é um escravo do trabalho. Eu nem sei direito o que meu pai faz, para a senhora ter ideia. Mas trabalha no setor bioquímico-nutricional. Minha mãe também. É escrava do consultório. Atende até tarde da noite. Eles não fazem nada além de trabalhar. Trabalham para ter dinheiro, mas não têm tempo para gastar. E quando têm, ficam com a cabeça no trabalho. É bizarro!

— Pois é — disse a senhora, tentando manter a postura de ouvinte.

— Meu pai até já ganhou prêmio pela sua produtividade. Eu fico orgulhoso disso, sabe? Mas sei lá... É muita ênfase na tal da produtividade.

Chico olhou para o horizonte e refletiu mais um pouco.

— Mas quem sou eu, né? — disse ele, um pouco cabisbaixo. — Quem sou eu para falar da dinâmica da sociedade? Eu tento conciliar as coisas que gosto de fazer com as que tenho de fazer. Tento não reduzir minha vida a essa tal de produtividade.

Ela apenas o escutava. Era boa nisso também.

— Hoje — continuou ele — um jovem da minha idade questionar essa ênfase na produtividade soa quase como uma blasfêmia!

— Mas você é um rapaz muito produtivo, não é?

— Sim. Tenho me destacado no meu trabalho, mas é porque uso meu trabalho para dissipar minhas angústias. Preferia ter outras maneiras de dissipar minhas angústias, mas me sinto incapaz de fazer qualquer coisa além de trabalhar.

— Entendo, Chico...

— E a Magali... Continua angustiada com o próprio futuro? — perguntou ele, querendo sair do foco do assunto.

— Magali? — surpreendeu-se a senhora por não esperar uma mudança de rumo assim na conversa.

— Sim — disse ele. — Uma vez no ônibus ela me contou um pouco sobre suas questões e o futuro.

— É, meu filho... Magali é uma incógnita até pra mim.

— Posso fazer uma pergunta? Se não quiser responder eu vou entender completamente — disse Chico.

— Claro, filho.

— Onde estão os pais de Magali?

Dona Rosa pensou na pergunta do rapaz. Ela não sabia se respondia a verdade ou dava uma resposta evasiva. No entanto aquele menino que se abria para ela parecia ser digno de uma resposta sincera e verdadeira. Ele próprio já se expunha muito em outras conversas.

— Não sei onde estão os pais de Magali, Chico.

— Não sabe?! Mas a senhora não é avó dela?

Nesse exato momento o tempo parou. A senhora, que até então só perguntava, ficou confusa. Não fazia sentido essa pergunta do rapaz. Na verdade não fazia o menor sentido. Será que ele estava sendo ingênuo ou irônico? Ela então tomou fôlego e perguntou:

— Chico, olha bem para mim — disse a senhora em um tom firme que até então não tinha aparecido.

Chico olhou. Um pouco tenso, é verdade. Mas sabia que aquela senhora não desejava o mal dele.

— Olhe para mim de verdade — ela enfatizou.

— Estou olhando — disse ele.

— Me descreve, por favor? — disse Dona Rosa. A jovialidade daquela mulher era surreal.

— Como assim? — Chico se mostrou confuso.

— Me descreva fisicamente, por favor! — disse ela, um pouco mais enfática dessa vez.

— Bem... a senhora é querida. Tom de voz firme, mas doce...

— Eu disse fisicamente, Chico!

— A senhora é alta. Magra. Cabelos cacheados até o ombro. Pele negra...

Chico parou de súbito. Entendeu. E um novo silêncio se instalou... Respirou algumas vezes e continuou:

— A senhora é negra... Magali é branca...

— Exatamente — disse Dona Rosa.

Ele apenas silenciou.

— Magali é adotada, Chico! Magali é minha neta do coração.

— Nossa! — Chico se espantou.

Mais uma vez ele não se tinha dado conta das aparências. Percebeu que não tinha ignorado apenas o visual de Magali, mas também o da sua avó.

— Por que o espanto? Por ver um negro adotar um branco e não o contrário?

— Não, não é isso... — Chico estava sem jeito.

Dona Rosa sabia que o rapaz falava a verdade.

Chico ficou concordando com a cabeça repetidamente, mas por dentro não sabia o que pensar. Ele, como sempre, sequer tinha reparado nisso tudo. Mas, juntando um pouco de ar e um pouco da maturidade que ele já tinha adquirido no seu trabalho, disse:

— Vai parecer muito estranho isso que eu vou falar, mas eu nem tinha percebido isso.

— Tem certeza? — perguntou a senhora, provocativa que era.

— Sim, sim! — disse ele, procurando urgentemente se justificar.

Ela apenas o escutava e mantinha o olhar firme nele.

— A senhora me desculpe, mas inclusive eu não tinha reparado que Magali era...

— ...obesa? — ela disse, completando a frase.

— Isso! Obesa... — Pegou ar e continuou: — Quem me contou isso foi o sistema, no dia da pesagem dela. Eu não tinha percebido.

Agora, sobre a obesidade de Magali aquela senhora não sabia se acreditava ou não. Como não percebia as coisas? Dona Rosa, olhando para o horizonte como quem estava a recordar, então disse:

— O fato de Magali ser obesa está ligado ao fato de ser adotada.

— Como assim? — Chico se surpreendeu com a frase.

Dona Rosa se acomodou melhor na cadeira, fez um silêncio e falou:

— Eram aproximadamente seis horas da manhã. Eu já estava acordada e ouvi a campainha do portão tocar. Isso foi dezesseis anos atrás.

O rapaz apenas escutava.

— Estranhei alguém bater aqui nesse horário, mas fui lá atender. Quando abri a porta, estava Magali em um carrinho de bebê, sorrindo com as suas bochechinhas rosadinhas para mim.

Chico nunca ficara tão concentrado na vida. Ouvia cada palavra com imenso interesse.

— Magali já era um bebê gordinho. Não foi abandonada recém-nascida. Já tinha dois anos de idade, segundo consta nos seus documentos, que estavam no carrinho.

— Mas como a senhora sabe que...

— Havia uma carta. Dizia que o casal simplesmente não podia ter um bebê gordo, pois eles estavam seguindo as novas normas da Reforma.

Ela respirou fundo e continuou.

— A carta também dizia que alguém tinha recomendado que deixassem a filha comigo. E isso fez com que eu realmente me sentisse mais responsável pela pequena. Embora lamentasse profundamente a atitude dos pais, eu fui escolhida a dedo para cuidar dela, e se Deus a colocou no meu caminho, eu faria o melhor que pudesse para dar a ela uma vida feliz.

A senhora tinha os olhos marejados quando continuou:

— Se os pais dela tivessem esperado um pouco, entenderiam melhor a filha. Magali sempre foi corpulenta. Veja os ombros dela, como são largos. Isso, que ela nunca fez aulas de natação, pois não temos dinheiro pra isso. Ela nunca será uma mulher com quarenta e cinco quilos. Hoje a nutrigenética e a epigenética explicam isso. Naquela época tudo era muito novo. E hoje vemos a Magali ainda "fora do padrão", mas extremamente ativa, perspicaz, e o mais incrível: saudável. Claro, ela é alguém com tendências genéticas que teremos de cuidar para sempre...

Ele interrompeu a divagação dela:

— A Magali me colocou em crise existencial por isso!

— Por isso o quê?

— Porque eu sempre ouvi coisas diferentes sobre os obesos. E Magali, em uma tacada só, acabou desfazendo tudo. E pior ainda, me deixou apaixonado por ela. Sim, isso mesmo! — disse ele, largando os equipamentos no chão. — Eu sou apaixonado pela sua neta. Acho que é isso que eu queria sentir a vida inteira por uma pessoa. Algo que não tenha nada a ver com essa produtividade, mindset e networking, que eu vejo 24 horas por dia.

A anciã, em tom sereno, apenas sorriu.

— Me perdoe — disse ele — se sou um interesseiro usando meu próprio trabalho pra ver sua neta.

Ele estava aflito e soltou o verbo como nunca antes. A senhora que a tudo escutava com atenção apenas o esperou acalmar-se. Ela ficou em silêncio, e ele também. Quando ele se acalmou, ela retomou a palavra.

— Chico, eu sinto cheiro de gente mau-caráter. E posso garantir que você não é um deles.

— Eu só queria ter nascido em outra época, sei lá — disse ele, algo desapontado.

De repente, sem ninguém esperar, a conversa dos dois foi cortada por alguém que apareceu na varanda:

— Vó, a senhora quer um pedaço de...

Era Magali, que olhou para Chico e terminou a frase baixinho:

— ...melancia?

Eis que então, por um momento, ninguém naquele ambiente sabia o que falar. O tempo parou! Todos silenciaram sincronicamente. Ninguém se atreveu a dizer a primeira palavra. Cada um por um motivo.

Magali sabia que suas cápsulas não deviam ser mencionadas para estranhos. Quanto menos mostradas. E mesmo que estivesse sem nada nas mãos, só de ver Chico ali inesperadamente, ela congelaria igual.

A avó de Magali não sabia o que dizer, pois tinha dito que a neta não estava em casa e estava se sentindo mentirosa. Além do mais, a neta tinha pronunciado a palavra "melancia", justamente o objeto que Chico tinha aprendido a atribuir à tal "Resistência".

E, por último, o mais mudo de todos era Chico.

Que situação embaraçosa! Aquela senhora que parecia ser tão honesta tinha mentido que Magali não estava. E Magali, para piorar, estava com uma melancia, ou seja, portava um objeto não permitido pela sociedade: um alimento!

O correto era Chico dar voz de prisão para as duas nesse exato momento. Ele tinha esse poder. E ele sabia. Mas não o fez. Simplesmente continuou mudo, tentando concatenar as ideias.

Chico se levantou, colocou as mãos na cintura e continuou olhando para o horizonte, enquanto avó e neta permaneciam caladas olhando para ele. Elas estavam na verdade nas mãos dele. Ele sabia disso. E elas também.

Então, num gesto muito típico seu, Chico deu um tapinha na coxa e disse:

— Tá... e agora, o que que eu faço?

As duas continuaram mudas, com cara de criança que aprontou.

— Chico, nós não imaginávamos...

— Não tentem se justificar, por favor! — interrompeu ele. — Não piorem as coisas. Eu não quero saber de mais nada, e isso também só piora a minha situação. Quanto mais eu souber, mais serei cúmplice de vocês.

De maneira inesperada, Dona Rosa reajustou sua postura e olhou firmemente nos olhos dele:

— Mas ser cúmplice deste sistema bizarro não te incomoda, não é?

Essa simples pergunta deixou o jovem desnorteado. Sua expressão agora era de tristeza. Juntando um pouco de firmeza, ele respondeu:

— Eu prefiro ser cúmplice do meu trabalho. Preciso honrar o posto que me foi dado, que continuo exercendo em...

— Alta performance? — completou Magali. — E não era disso que você estava se queixando o tempo todo?

Chico desistiu de continuar falando. Sentou-se na cadeira novamente, colocou as mãos nos olhos e ali, em frente às duas mulheres, sem mais nem menos começou a chorar.

E chorou muito. Pela primeira vez não sabia o que fazer da vida. Algo foi despedaçado ali. Mas algo poderia estar nascendo também, afinal, toda morte é seguida por um nascimento. É a lei.

Chico, pela primeira vez na frente de alguém, chorou. Chorou tudo que não tinha chorado uma vida inteira.

As duas apenas respeitaram o momento dele, permitindo que se sentisse à vontade. Mas, assim que ele foi se recompondo, Magali, dando passos muito discretos em sua direção, disse:

— Chico, eu queria...

— Não se aproxime! — disse ele, fazendo sinal com uma das mãos para ela parar.

Ela ficou imóvel. Achou-o estúpido. Ele se justificou:

— Não se aproxime de mim. Esta pulseira que tenho aqui vai facilmente detectar o odor que a sua melancia exala. Fique longe, por favor. Não complique mais ainda a minha vida.

Nesse momento a avó de Magali percebeu que ainda havia algo nele que queria cuidar da neta, protegê-la.

— Meu Deus, meu Deus! — dizia ele. — O que eu faço, meu Deus?!

Esperando um pouco mais, para respeitar o garoto, a avó interveio com mais ênfase:

— Chico, claramente você tem duas opções: nos ouvir ou nos prender. Uma posição exclui a outra. Se você nos prender, já sabe. Iremos sumir do mapa e você nunca mais verá a mim nem a Magali.

Chico escutava a senhora como se fosse a coisa mais importante da sua vida.

— A outra é nos ouvir e entender a nossa história.

Chico pensou um pouquinho e falou:

— Você disse que uma coisa exclui a outra. Eu discordo. Eu posso muito bem ouvir a história e depois prender vocês.

— Não, Chico. E é por isso que eu preciso que você tome essa decisão. Porque, ao ouvir a nossa história, você não vai conseguir nos prender em hipótese alguma. Essa opção nem passará pela sua cabeça. Se quer nos prender, é preciso fazer agora, antes que contemos a história disso tudo.

Chico então se levantou novamente e disse:

— Não farei nenhuma escolha! Preciso ir embora! Eu não tenho cabeça para decidir nada agora. Me perdoem!

Ele se levantou e saiu correndo portão afora como uma criança assustada. As duas apenas se olharam em tom de pesar e respeitaram o livre-arbítrio do rapaz. No entanto alguém, em silêncio, viu a cena de Chico deixando a casinha: o gari da equipe, que naquela reunião tinha sido designado para dar mais ênfase ao bairro em que Magali morava.

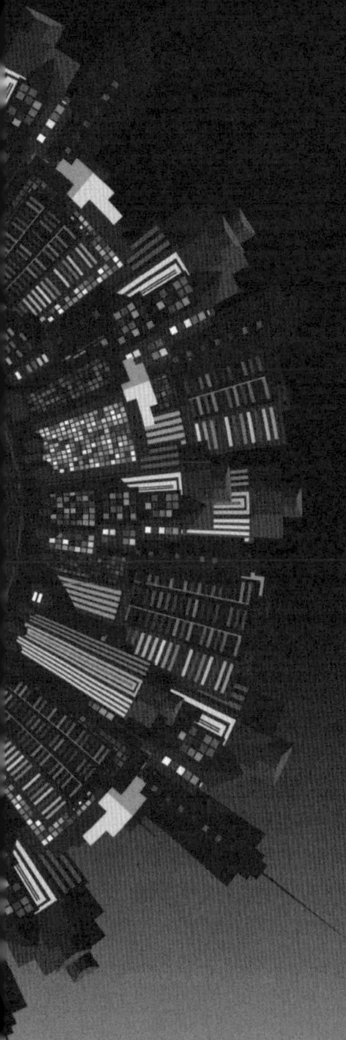

CAPÍTULO 9

A INICIAÇÃO

Chico não dormiu naquele dia. Não tomou nada para dormir nem fez questão de se esforçar para tal. Só queria pensar em como deveria agir dali em diante. No entanto, por mais que pensasse, nenhuma solução parecia vir à sua cabeça para socorrê-lo. Porém uma coisa era certa: não queria perder Magali. Ele entendia agora que amava aquela moça e queria estar sempre perto dela. Também não se perdoaria se ela fosse parar em um lugar em que, amanhã ou depois, fosse maltratada ou talvez morta. Não, não. Ele não queria carregar essa culpa.

O fato de ter chorado despertara um sentimento de autoencontro. Percebeu que não era um rapaz frio ou insensível. Talvez apenas não tivesse sido educado sentimentalmente até então. Mas diante da "pane cerebral" que experimentou quando viu Magali segurando uma fruta, brotou algo novo nele.

Passou a madrugada rolando na cama, e quando viu os primeiros raios solares anunciarem o novo dia, já tinha tomado sua decisão. E seria a decisão mais importante da sua vida.

Ele se levantou antes de todos na sua casa e foi, sem tomar sachê algum, à casa de Magali. Ainda não eram sete horas, e ele pouco se importava se ela ou a avó iam achá-lo inconveniente. Quando se deu conta, já estava na frente do portão tocando a campainha. Para sua surpresa, foi Magali quem abriu o portão.

— Chi... Chico?

Ela então deu aquele sorriso, tão único que desmontaria o mais perverso dos humanos; afinal, só a brandura dissolve o ódio.

Chico olhou para Magali. Aquele rosto, aquelas covinhas, aquele olhar. Ele adorava até os dentes dela, os cabelos lisos na altura dos ombros. Seria quase desumano trocar a delicadeza e a amorosidade de Magali por uma vida de alta performance ou um título condecorativo porque prendeu duas mulheres comendo melancia.

Engoliu seco, soltou o ar do peito e relaxou os ombros. Olhou para ela e falou com muita dor, como alguém que realmente não sabe o que está fazendo:

— Magali, o que você sente por mim?

Ela nem quis refletir direito na melhor resposta. Simplesmente deixou o coração falar:

— Eu penso em você todos os dias, Chico. Eu penso o quanto sou apaixonada por você e tenho muito medo de sofrer por isso.

Mal terminou a frase, Magali também encheu os olhos de lágrimas. Chico nunca ouvira alguém se dirigir a ele com tanta ternura. E, cobrindo o relógio com uma das mãos, para não haver nenhum risco de detecção caso ela tivesse ingerido alguma fruta recentemente, ele se inclinou e deu um leve beijo nela. Ela fechou os olhos e permitiu a sua aproximação.

Após o beijo, que foi mais um encostar de lábios demorado, Chico retomou sua postura, ainda tapando seu relógio, e disse:

— Eu preciso ouvir vocês. E eu não quero te perder.

— Vamos entrar, então? — disse ela, passando a mão pelo rosto de Chico.

Ao terminarem de subir o morrinho que dava na porta de entrada da casa, Dona Rosa apareceu com um rolo de fita isolante na mão. Após abraçá-lo, ela disse:

— Chico, enrole seu relógio com esta fita, porque eu preciso te mostrar algo antes de começar a falar.

Ele obedeceu. Tinha ido realmente disposto a conhecer a realidade delas. Depois que Chico estava com o antebraço praticamente todo coberto por fita isolante, a avó falou:

— Vou te levar para um lugar especial. Está preparado?

— Estou — disse ele.

Então, saindo por uma porta nos fundos da casa, os três caminharam mais alguns metros e avistaram uma casinha rústica, como um galpão.

— O que é aquilo?

— Aquilo, Chico, é a nossa cozinha — disse Magali.

— Cozinha? — Ele nunca tinha ouvido essa palavra.

— É o lugar onde preparamos nossa comida.

— Comida?

— Você vai entender quando chegar lá.

Chico sabia menos do que Dona Rosa supunha. Ela sabia que ele era um fiscal ainda muito iniciante, mas não imaginava que ele não sabia absolutamente nada sobre o ato de comer. Ao chegar mais próximo, Chico começou a sentir um cheiro que jamais tinha sentido em sua vida. Os três, então, ficaram parados em frente à porta e, visto que tudo sempre permanecia fechado, pouco cheiro escapava por ali. A avó então falou:

— Chico, é você que vai abrir esta porta. E antes que você abra, quero que saiba que este é realmente um caminho sem volta. Embora você não entenda, acredite: sua vida nunca mais será a mesma.

Dona Rosa tinha tirado do forno um pão caseiro logo antes de Chico chegar. E ela falava aquelas coisas justamente porque sabia que nenhum ser humano fica indiferente a um pão caseiro recém-tirado do forno, feito por uma avó.

Ele abriu a porta. E eis que sentiu como se o tempo tivesse parado. Tudo estava em câmera lenta. Aquele era o melhor cheiro que já sentira em toda a sua vida. Como uma avalanche, todo aquele odor de pão quentinho tomou conta dos seus sentidos. Era quente, salgado e ao mesmo tempo levemente doce. Sentia que aquele cheiro lhe dava mais prazer do que qualquer sachê que já tivesse tomado.

E, em cima da mesa, ali estava: um pão quentinho dentro de uma forma, com um pano de prato por cima. Chico foi se aproximando, alternando entre desconfiado e desejoso. Aproximou-se até chegar bem pertinho, se abaixou e inspirou profundamente aquele maravilhoso odor. Fechou os olhos e deixou escapar uma pequena lágrima. A avó e a neta se olhavam, respeitando aquele momento do rapaz.

Tudo estava silencioso. Dava para ouvir apenas os pássaros lá fora saudando o amanhecer. Um pouco gaguejante, Chico disse:

— Qual o... no-nome... disso?

— "Pão", Chico... Pão! — disse Magali, sorrindo.

— P-Posso... pe-pegar?

— Pode. Só não estrague meu pão, porque eu sou ciumenta! — disse Dona Rosa, sorrindo.

Chico pegou-o com as duas mãos, como quem segura um bebê. Trouxe o pão até seu rosto e novamente inspirou profundamente o ar, apertando levemente nas laterais do pão. Instintivamente abriu a boca para dar uma mordida, quando Magali o interceptou:

— Chico, espere. Sente, que a vovó vai deixar isso melhor.

Ele respeitou a ordem de Magali. Deixou o pão novamente na mesa.

— Minha boca está estranha... molhada... — disse ele.

— Isso se chama água na boca. Não é maravilhoso? — disse Magali, não conseguindo segurar o sorriso. A avó de Magali então falou:

— Espere um pouquinho, vou passar um cafezinho e pegar a geleia.

Chico não sabia o que significavam aquelas coisas que ela falava.

— Vovó faz geleias maravilhosas, Chico!

Sentado, com um olhar desconcertado como quem acabou de acordar de um desmaio, o rapaz ficou observando as duas se agilizando na cozinha. A avó de Magali colocou água para ferver, enquanto a neta foi arrumando os talheres na mesa. Chico apenas observava, estarrecido. De repente ele só pensava em uma coisa: morder aquilo! Seu estômago roncou pela primeira vez na vida. Magali lhe disse:

— Isso é normal, não se assuste!

E foi então que mais um cheiro jogou Chico nas nuvens: de café passado. Ele não se segurou:

— Nossa... que cheiro maravilhoso é esse?

Dona Rosa então falou:

— É de café.

— Café?

— Uma bebida de origem africana que era muito consumida antes da Revolução Nutricional — respondeu a senhora.

— E que nos dá uma energia sensacional! — complementou Magali.

— Mas isso, os sachês e cápsulas de hoje em dia dão também, certo? — perguntou ingenuamente Chico.

— Mas não com esse cheirinho, não é? Experimente tomá-lo com o pãozinho e me diga se prefere as cápsulas ou café com pão pela manhã — disse a avó de Magali.

Então veio Magali, terminando de completar a mesa, com um pote de vidro com uma pasta esquisita dentro, de cor roxa.

— Tome, Chico. Passe isto no pão — disse ela.

— O que é isso?

— Geleia de amoras!

Magali então colocou uma colher na mão de Chico, ensinando como segurar. Depois segurou na mão dele e o foi guiando. Então, guiado por ela, meio sem jeito, ele colocou a colher dentro do pote e espalhou pelo pão. Enquanto isso Dona Rosa estava servindo o café.

— Chico, agora quero que você faça o seguinte — disse a avó, vendo o menino ansioso para devorar tudo. — Morda o pão aos poucos e sinta ele se misturar com a geleia. Quando estiver quase desaparecendo de tanto mastigar, você engole o café.

E, como já estava registrado em seu cérebro ancestral, Chico fez tudo certinho. E foi naquela manhã maravilhosa, envolto por cantos de pássaros e com café, pão e geleia, que Chico foi iniciado no que chamavam de Resistência. Afinal, todos sabemos, tomar café da manhã com pãozinho quente é um caminho sem volta!

Após terminada a experiência sensorial de Chico, ele, que já estava há uma noite sem dormir, sentiu-se mais disposto.

— Posso pôr a colher neste pote e comer tudo? Isto é maravilhoso!

— Não, Chico! Seu estômago precisa se acostumar aos poucos. Acho prudente você também não abusar do café — disse a avó, com serenidade.

— Entendi — disse Chico, se levantando.

Magali interferiu, empurrando com delicadeza os ombros dele para baixo, em um sinal para ele continuar sentado:

— Chico, claro que o prazer sensorial é importante, mas a coisa de que eu e vovó mais gostamos é ficar na mesa depois de comer.

— Ficar sentado aqui? — estranhou ele.

— Isso mesmo. Isso é tão importante quanto o ato de comer em si. Confraternizar à mesa é uma das coisas mais importantes que a humanidade perdeu depois da Revolução Nutricional.

— Que curioso isso tudo!

— Isso é muito, muito ancestral. Isso nos liga à Mãe Natureza. Os animais mais selvagens repartem a caça. Nossos ancestrais se reuniam em volta da fogueira. Isso é muito humano, é a nossa essência — disse a jovem, com brilho no olhar.

— Eu até entendo, mas somos diferentes. Temos que produzir, não somos mais animais. Somos os donos do planeta agora, e a nossa performance é que nos deu tudo isso — disse Chico, mostrando nitidamente que tinha internalizado o novo discurso mundial.

— Donos do planeta? — perguntou Dona Rosa. — Somos os destruidores do planeta, Chico!

Um pouco desapontada, ela continuou:

— De fato, não podemos negar as benesses que o progresso engendrou. Não podemos nem queremos viver na época das cavernas. Mas preciso discordar de você: somos animais, sim, e ignorar esse nosso lado é ignorar a nós mesmos.

— Chico, você sabia que todo o plástico que foi produzido no mundo até hoje, desde o primeiro, ainda existe e nunca foi degradado? — perguntou Magali.

— Como assim?

— Estimam os especialistas — e isso não sabemos ainda — que leva mais de 400 anos para o plástico ser decomposto. Isso porque não é um material natural, foi feito por nós — continuou ela.

— Nossa! — Ele nunca tinha pensado nisso.

— Sim! Temos a sorte de que agora podemos fazer embalagens biodegradáveis e recicláveis, mas no começo foi um caos, pois hoje praticamente tudo tem plástico!

Chico nem imaginava isso.

— Mas o que isso tem a ver com a comida?

— Tem a ver porque nos desconectamos da Mãe Natureza. Usamos o mundo para nosso próprio egoísmo como quem usa uma roupa e joga fora. O problema é que não existe "fora". Tudo está dentro do planeta. Qualquer coisa que joguemos fora, estaremos jogando dentro do planeta em que moramos — disse Dona Rosa.

— Faz sentido, faz sentido... — disse ele, ainda confuso.

Então a avó de Magali, dando a entender que ia finalizando o assunto, concluiu:

— Chico, sabemos que nunca te ensinaram esse tipo de coisa e não ignoramos as intenções por trás disso. Mas acredite, se depender de nós, te ensinaremos tudo o que você não sabe sobre se tornar "mais humano", digamos assim. Só acho que por hoje você já tem muita coisa para pensar, não?

Ele, ainda meio que saindo do transe, arregalou os olhos e respondeu:

— Verdade, verdade! Eu preciso ir trabalhar, não posso levantar suspeitas. Não posso me arriscar, e ainda por cima expor vocês! Preciso ir!

E foi. Despediu-se delas, dando mais um beijo em Magali. Sabia que, após sair daquele portão, teria duas vidas para gerenciar: a do FPC e a do Chico, que adorava café com pão e geleia.

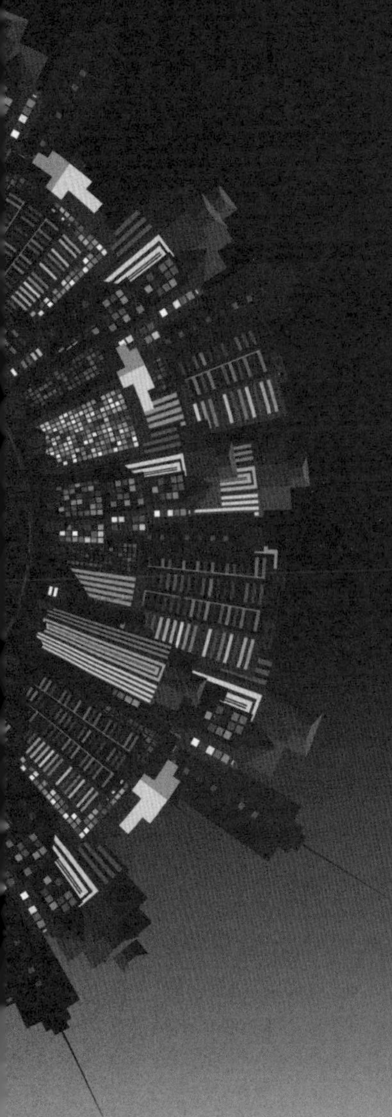

CAPÍTULO 10

A EXPLICAÇÃO DE TUDO

Naquele mês tudo transcorreu normalmente, ou melhor: "*normalmente*". Quem via Chico no seu cotidiano jamais suspeitaria de algo. Mas ele foi todos os dias à casa de Magali.

Por ser um trabalhador exemplar, esforçado e discreto, muito pouco se podia notar sobre sua "iniciação", digamos assim. Ele provavelmente não levantava suspeitas, afinal seu trabalho estava sempre adiantado. Como a profissão de FPC não exigia horário, Chico sempre estava à frente dos demais fiscais.

Porém uma pessoa percebera uma leve diferença no seu modus operandi: seu pai. Por mais que os pais não fossem mais tão presentes nas vidas dos filhos — pois estavam todos preocupados com a alta performance — Chico deixou de fazer algo que não deixaria de ser notado pelo pai: as perguntas noturnas.

Chegar em casa e ter o filho esperando para colocá-lo em saia-justa já era normal. E de repente Chico simplesmente parou de perguntar. Das duas, uma: ou Chico não tinha mais perguntas, ou já tinha as respostas de outra pessoa. E isso o intrigou profundamente.

Na verdade as outras pessoas só não percebiam porque todo mundo só estava preocupado consigo mesmo, com a tal da performance. Mas era nítido que Chico estava mais quieto, soturno, reflexivo, e talvez até mais silencioso em seus passos. O que era de esperar, pois ele estava conhecendo uma realidade até então ignorada. Sentia que todos tinham mentido para ele. E cada vez que ia até a casa de Magali, aprendia algo ensinado homeopaticamente por Dona Rosa, que parecia respeitar muito o seu tempo de aprendizado.

No entanto, em um fim de tarde digno de nota, Chico foi à casa de Magali após ter batido a sua cota de fiscalizações do dia, e esperou até a janta. Ele nunca tinha jantado na vida.

Dona Rosa serviu algo de que ele nunca iria esquecer: coxa e sobrecoxa de frango ao molho feito na panela. Algo simples, mas extremamente sofisticado, pois era tudo muito equilibrado. Chico era o que ficava mais inebriado com os aromas que saíam daquela panela. Sempre com o seu relógio detector coberto de fita isolante, ele volta e meia ia perto da panela, cheirar.

Para acompanhar o frango, Dona Rosa serviu simplesmente arroz branco. Magali fez um suco de melancia e serviu brócolis no vapor, regado a azeite de oliva.

— Eu nunca tive essa expectativa antes de tomar nenhum sachê na vida — ele disse, ansioso com o cheiro. E, embora se dirigisse a Magali, foi a avó que interveio:

— A sua geração perdeu um dos momentos mágicos da nutrição: o preparo! Chamo de "mágico" porque esperar também faz parte da nutrição e da nossa relação com a comida. Bioquimicamente falando, essa fase em que você espera o alimento é conhecida como "fase encefálica da digestão", em que seu nervo vago emite sinais para suas células do estômago começarem a se preparar porque vem comida gostosa por aí.

A impressão que Chico tinha de Dona Rosa era de que, cada vez que ela falava, era algo muito sábio. Sempre que ela olhava para ele e falava alguma coisa, ele refletia profundamente. Ele sentia que não era a resposta evasiva que seu pai dava, e, embora ela não se posicionasse como um oráculo, cada palavra dita por ela era esteticamente estratégica.

Então a janta foi servida. Chico novamente entrou naquele estado meditativo, em que estamos completamente absortos no presente, simplesmente degustando um maravilhoso jantar em família.

Após terminarem a refeição, Chico, com um olhar intrigado, perguntou à senhora:

— Mas se comer é tão bom, e tão importante, por que isso foi proibido?

Enquanto descascava calmamente uma laranja para comer de sobremesa (Chico achava aquilo uma arte), a avó de Magali o fitou, dando um leve sorriso, e perguntou:

— Você tem tempo? É uma longa história.

— Tenho todo o tempo do mundo! Eu preciso saber a verdade das coisas. Não dá pra continuar assim! — falou, parecendo até mais irritado do que triste.

Ela calmamente terminou sua laranja, levantou-se e lavou as mãos. Ajeitou o vestido, piscou para a neta e sentou-se novamente à mesa:

— Ok, menino... aperte os cintos. Nós vamos passar por algumas turbulências.

Chico fitava a senhora enquanto Magali segurou a sua mão, como se realmente estivessem em um avião que fosse passar por turbulências. Ela sorriu para o rapaz, que tinha um olhar curioso e temeroso ao mesmo tempo.

— Bom... Tudo começou em meados de 2020, quando adentramos o que eu chamo de hipermodernidade alimentar. As coisas se tornaram muito acessíveis e muito fáceis. Finalmente o homo sapiens tinha conseguido ensejar o conforto que queria. Não precisava mais caminhar, ele agora tinha carro. Na verdade, nem precisava dirigir seu carro. Agora ele tinha aplicativos que chamariam alguém para dirigir o carro para ele.

Chico estava gostando do início da história. Ela continuou.

— Não precisávamos mais caçar. A nossa selva agora era colorida e se chamava Supermercado. Nunca imaginamos, como primatas, tal abundância de comida. Novamente, fomos tornando a coisa mais confortável ainda: nem precisávamos ir ao supermercado. Era só ter um aplicativo que alguém ia para nós.

Fez uma pausa e continuou:

— Vivíamos entre um aplicativo e outro. Otimizávamos nosso tempo. As coisas eram mais rápidas e acessíveis, quase automáticas.

— E isso não foi bom? — perguntou Chico.

— Sim, foi ótimo! No entanto, em vez de aproveitar esse tempo para praticar atividades, não necessariamente esportivas, mas lúdicas, passávamos o tempo livre, adivinhe onde?

— Em aplicativos? — arriscou Chico.

— Exatamente! — continuou a senhora. — Tínhamos aplicativos para monitorar o sono, para nos dizer a hora de acordar, para fazer *check-in* nas refeições, para pedir motorista, para pedir comida, para ver a vida dos outros e expor a nossa vida, para sorrir, para chorar, para meditar, para aprender, enfim... não precisávamos mais nos mexer. Apenas consumir.

— No entanto — continuava ela — foi isso que nos consumiu...

E, assumindo um tom mais grave, continuou:

— As indústrias alimentícias foram aproveitando cada vez mais a ânsia e o desejo humano por algo sempre mais saboroso, cada vez mais confortável, cada vez mais palatável e cada vez mais prático. E, como você sabe agora, em uma refeição podemos sentir um prazer imenso, certo?

— Sim, tenho percebido isso cada vez que venho aqui — falou ele, sorrindo.

— O problema, Chico, é que o pãozinho que eu faço dura alguns dias. O pãozinho que a indústria fazia durava meses na prateleira.

— Nossa! — espantou-se ele.

— Não por mal, mas devido à logística da coisa, a indústria tinha que colocar no pão substâncias que não permitiam o crescimento de algumas bactérias. E essas substâncias também agrediam as bactérias benéficas do nosso próprio organismo. E essas, que eram responsáveis por várias funções, dentre elas regular nosso apetite, iam aos poucos sendo dizimadas.

Realmente, Chico nem imaginava nada disso.

— Paralelamente, os produtos tinham que ser cada vez mais gostosos, justamente para aumentar o lucro dos acionistas dessas empresas. Então alguns *snacks* e chocolates eram realmente irresistíveis.

— As pessoas tinham sido manipuladas pelo estômago? — disse Chico, algo preocupado.

— Quase isso, Chico — disse Magali.

A senhora continuou a explicação.

— No entanto, o pior estava por vir. Tinha outra indústria gigante querendo lucrar nesse momento: a indústria da beleza!

— Indústria da beleza?

— Não era uma "indústria", em si, mas várias. Não podemos afirmar que era uma "organização organizada". Era uma série de empresas de vários setores, como cosméticos, roupas para treinar, academias, suplementos, plásticas, etc. Mas independentemente do setor, a mensagem era sempre a mesma: você tem que ser mais bonito ou mais bonita. Você não pode levar uma vida sendo feio ou feia. Nunca fique satisfeito com a sua aparência física.

Chico nem piscava. Dona Rosa continuou:

— Então nós, meros mortais, estávamos em um beco sem saída: de um lado muitas propagandas dizendo: 'permita-se comer à vontade isso, afinal você trabalha tanto que merece se dar esse prazer'. Ou ainda: 'deixe seu filho feliz, dê a ele isto para comer'. Mas de outro lado a mensagem, tão cruel quanto essa, mas às avessas, era: 'você não pode comer'. 'Você não pode ser feio.'

— Meu Deus, que situação! — Chico ficou abismado.

— E então as pessoas entraram em colapso, pois nenhum dos caminhos teria um bom desfecho — disse a senhora.

Chico nunca se vira tão curioso como agora. Não sabia por que nunca lhe tinham ensinado isso. Estava tão absorto que nem percebera que já entravam na madrugada. A senhora deu continuidade à história.

— As pessoas só tiveram duas escolhas: ou obedecer à deusa Estética, ou à deusa Gula. Elas sequer percebiam uma justa medida. E, como falei, ambos os lados culminariam em um desfecho trágico: quem se entregava à indústria alimentícia entrava para as estatísticas de obesidade e doenças crônicas não transmissíveis. Quem se entregava à indústria da estética terminava com transtornos alimentares gravíssimos e problemas de autoaceitação.

Esperando o rapaz digerir aquelas palavras, arrematou:

— E o resultado foi que as pessoas que se entregavam a uma indústria estavam morrendo aos montes de obesidade, diabetes e outras doenças. E as que se entregavam à outra estavam, ou morrendo de desnutrição por anorexia, ou, o que era pior ainda, suicidando-se porque não aceitavam seus "defeitos" físicos.

— Meu Deus!

— Então, Chico — disse agora Magali, mostrando que conhecia sua própria história — o mundo se tornou um lugar dicotômico: a maioria das pessoas que andavam pelas ruas, especialmente os jovens, ou eram obesas ou tinham o corpo perfeito.

Chico se levantou. Sabia que a história ainda não estava nem na metade. Mas tudo aquilo era muito novo para ele. Tudo era estranho e indigesto. Sentia-se um ignorante perto das duas.

Em contrapartida, elas olhavam para ele com tom sereno, quase com compaixão. Existe coisa mais triste do que não saber sua própria história?

Chico foi até a torneira (ali nem tinha aguador), encheu um copo de água e vagarosamente tomou. Enquanto tomava aquela água, passava um filme na sua cabeça. Então, após colocar o copo vazio na pia, disse:

— Deixa eu ver se entendi: as pessoas, principalmente os jovens, foram se dizimando aos poucos ou se tornando muito obesos, certo? Mas como chegamos até aqui? Como conseguimos parar isso?

A avó de Magali percebeu que o rapaz estava entendendo.

— A coisa começou a mudar somente quando os jovens afetados eram filhos de grandes empresários ou políticos importantes. Quando chegou o problema à casa deles, eles começaram a buscar a solução.

Fazia muito sentido aquilo.

— E qual foi a solução?

— "Tless" — disse Magali, sem pensar duas vezes.

— *Tless?* O que é isso?

— Tless foi um medicamento muito usado no auge da pandemia da obesidade. Foi um endeusado por nosso presidente, que, embora sem evidências científicas suficientes, prometia resgatar os mecanismos da saciedade que foram corrompidos pelos produtos alimentícios — disse Magali.

— Exatamente — completou a senhora, com certa tristeza. — O Tless foi elaborado por um notável estudante que acabou cedendo à pressão política e privada.

Esperando o rapaz entender, ela continuou.

— A intenção do jovem que a elaborou era nobre: curar a obesidade. Pelo menos metade do problema estaria resolvido. Depois se daria um jeito na indústria da beleza. Mas era preciso frear a obesidade imediatamente.

— Mas só a obesidade? — Chico ficou curioso. — Pelo que a senhora fala, também existiam não obesos que eram o outro lado da moeda. Os reféns da indústria da beleza, certo?

A senhora fixou os olhos em Chico e disse:

— Mas foi a obesidade que atacou primeiro os filhos dos grandes líderes mundiais.

Chico movimentou as sobrancelhas, surpreendido.

— Homens extremamente poderosos pagaram esse estudante cheio de boas intenções para desenvolver um medicamento que resgatasse a saciedade das pessoas. Porém, como o medicamento não teve os testes necessários, por falta de ética e excesso de urgência dos poderosos, não atentaram a um colateral: ele deixava todas as coisas sem sabor!

Chico, de súbito, interrompeu:

— Calma! Deixa ver se entendi. Inventaram um medicamento que deixava os produtos alimentícios sem sabor e isso era considerado um "colateral"?

— Chico — disse Dona Rosa — eu não falei "produtos alimentícios". Eu falei "todas as coisas". — Ela foi um pouco mais enfática.

— 'Todas as coisas' como? Todas as comidas? — perguntou ele, com receio da resposta.

— Todas as coisas da vida, Chico! Tudo! — interferiu Magali.

— Nada mais tinha sabor — disse a avó. — E isso acabou fazendo com que o medicamento fosse usado também para os reféns da indústria da beleza. As pessoas se tornaram tão apáticas e desapaixonadas que também não fazia mais diferença ter um corpo bonito ou feio.

A mente de Chico dava voltas e mais voltas. Não é possível que não existisse outra solução. Curioso como sempre, perguntou:

— Não tinha outro jeito de ter feito isso melhor?

— Tinha, é claro! — disse a avó. — Porém, quem devia estar fazendo isso melhor estava ocupado brigando com os próprios colegas.

— Ahn? — Chico não entendeu nada.

— Os profissionais mais importantes dessa época foram os nutricionistas — falou Magali.

— Nutricionistas? — Ele jamais ouvira falar dessa profissão.

— Isso, Chico. Nutricionistas. É uma profissão já extinta.

— E por que eles poderiam ter feito a história tomar outro rumo? E por que não fizeram?

Agora ele disparou sua metralhadora de perguntas. Serenamente a senhora continuou:

— Eles estavam ocupados brigando entre si. Os nutricionistas *low-carb* diziam que a melhor maneira era seguir a dieta deles. Os nutricionistas esportivos diziam que não, que a deles era a melhor. Os nutricionistas obcecados em calcular macronutrientes tiravam sarro dos nutricionistas comportamentais. Os nutricionistas comportamentais eram contra prescrições... e assim por diante.

Conforme a coisa foi ficando clara na mente de Chico, ele conseguiu concluir:

— Enquanto isso a indústria alimentícia foi crescendo cada vez mais, certo?

— Exato. Porque os nutricionistas nem notaram que estavam falando a mesma língua: as pessoas deveriam consumir mais alimentos in natura, e, por não separarem "alimento" de "produto alimentício ultraprocessado", acabaram se dividindo. E, como diz o velho ditado: é preciso dividir para conquistar.

— Faz sentido — disse Chico. — Faz muito sentido.

Então Dona Rosa acrescentou:

— As pessoas se esqueceram completamente da justa medida. Não precisavam deixar para sempre de comer um alimento altamente carregado em sal, açúcar e gordura. Mas não precisavam comer aquilo todos os dias. Não precisavam deixar de cuidar do próprio corpo. Mas também não seria coerente buscar uma perfeição física que está além da individualidade de cada um.

Aquilo tudo era muito novo para Chico. Ele teve a impressão de que não vivera de verdade, mas uma mentira.

Interrompendo a divagação dele, a senhora concluiu:

— A indústria alimentícia e a indústria da beleza tomaram rumos diferentes. Como possuíam alguns acionistas em comum, não foi difícil reformular as coisas. Aproveitando que as pessoas ficaram desapaixonadas pela comida, e com a desatenção dos nutricionistas, a nova solução agora seria exterminar o ato de se alimentar, e controlar minuciosamente os nutrientes que as pessoas comiam, transformando tudo em cápsulas e sachês. Tudo muito equilibrado, mas sem sabor nenhum. Mesmo porque sabor também não era mais uma coisa que as pessoas buscavam, certo?

— Mas e os nutricionistas? Não fizeram nada contra isso? — perguntou Chico.

— Os nutricionistas? — A senhora sorriu. — Eles adoraram a ideia. Na verdade, eles foram os que melhor aderiram ao programa.

— Como assim? Que absurdo! — disse Chico, revoltado.

— Eles já eram apaixonados por uma formulazinha — falou a senhora em tom triste. — E estavam muito mais preocupados com cápsulas manipuladas do que com comida, mesmo, antes disso tudo. Tinha nutricionista que prescrevia folhas e folhas de cápsulas, e para quem a dieta era um mero detalhe.

— Que triste!

— Sim — continuou a avó de Magali — perderam a oportunidade de ser heróis. Poderiam ter saído um pouco mais dos seus consultórios e dedicado sua inteligência para ensinar a sociedade a se alimentar melhor.

— E por que não fizeram isso? — Chico já estava inquieto.

— Porque sequer sabiam falar de alimento. Imagine você que os nutricionistas não estudavam mais alimentos. Estudavam exames, rotas bioquímicas, fórmulas sinérgicas para emagrecimento e celulite, etc. Tinham bioimpendâncias caríssimas no consultório, mas não sabiam quais eram os fitoquímicos presentes em um brócolis.

Ante o silêncio de todos, a senhora continuou:

— Eles estavam preocupados com fórmulas e status. Esqueceram da comida. Acabaram se tornando o que hoje é a profissão de Formulogista. Individualizando "fórmulas manipuladas", não poderiam mais sequer ser chamados de Nutricionistas. Em suma: Os nutricionistas extinguiram sua própria profissão!

Chico se lembrou de sua mãe. Silenciou diante das recordações. Aquilo tudo era muito ruim de ouvir. Nunca imaginou que a profissão da sua mãe nascera do fracasso de outra profissão. Absorto em dúvidas, resolveu perguntar:

— Os formulogistas foram úteis, pelo menos?

— Sim, sim, isso foram — disse Dona Rosa. — Foram muito úteis. Estamos na era da utilidade, Chico! — disse a senhora, irônica.

Esperou que ele mudasse um pouco a expressão e continuou:

— O problema é que foram úteis até demais. Confundiram alimento com nutriente.

— Como assim?

— Descobriram, por exemplo, que o resveratrol das uvas estimulava AMPK; então faziam o que mais gostavam: manipulavam altas doses de resveratrol. Descobriram que o ácido turmérico da curcumina diminuía NFKB, então prescreviam altas doses de curcumina manipulada. E assim, aos poucos, conseguiam alterar rotas nutrigenômicas importantes no organismo das pessoas, evitando novamente um surto de obesidade ou desequilíbrios orgânicos. Porém tudo isso à base de fórmulas. Nunca de alimentos.

Chico estava estarrecido. Não dando mais pausa, a senhora falou:

— E é daí que surge essa nova superpotência que é a indústria das fórmulas. Agora, desde crianças vocês recebem sachês com moduladores de sirtuínas para viver melhor. Agonistas de NRF2, para ter menos estresse oxidativo. Estimulantes de PGC-1 alfa para terem mais mitocôndrias. Todo o ambiente da sua geração enseja magreza e equilíbrio.

— Mas tudo isso sem poder saborear uma tigela de frutas vermelhas, Chico. Quer um pouco? — Magali apareceu, cortando o drama do rapaz.

Ele entendera tudo. Uma vez que a sociedade perdera um pouco o sabor das coisas, queria rumar à perfeição. E por que vacilar ingerindo alimentos? Seria bem melhor, a partir dali, controlar cada macro e micronutriente que uma pessoa ingeria.

No entanto, já eram quase três horas da manhã e ele precisava ir para casa. Já meio que se levantando, e ainda mastigando as frutas, falou:

— Dona Rosa, Magali, preciso ir. Preciso digerir essas ideias. Estou desnorteado, e isso impacta diretamente na minha profissão.

— É verdade, Chico — disse Magali, em tom amoroso — você precisa ir descansar. Não é fácil entender, mesmo. Vovó resumiu décadas em horas para você.

Coçando a cabeça, Chico deixou a casinha onde ficava a cozinha, e as duas foram caminhando com ele até o portão. Ao abrirem, ele foi o primeiro a sair para a calçada, e mal deu o primeiro passo, viu um homem sentado no meio-fio, de costas para eles. O homem, meio dormindo, meio acordado, ao ouvir o barulho do portão se assustou e subitamente se levantou, arrumando a camisa. Ao virar-se, olhou para Chico e disse:

— Filho? O que você está fazendo aqui a essa hora?

Reconhecendo seu pai, ia responder, porém Dona Rosa, ao reconhecer aquele homem, tomou um susto e não se conteve:

— Hans, meu filho, é *você*? Eu é que pergunto: o que você está fazendo aqui depois de tantos anos sem sequer me visitar?

Chico, assombrado, só conseguiu fazer uma única pergunta:

— Pera aí... Vocês se conhecem?

CAPÍTULO 11

A REVOLUÇÃO DA REVELAÇÃO

São quase quatro horas da manhã quando temos os nossos quatro personagens na calçada: Dona Rosa, Magali, Chico e seu pai, Hans. Para Chico, nada era mais estranho do que ouvir aquela senhora chamar seu pai de "filho".

— Francisco, meu filho, como você veio parar aqui? — disse o pai em tom de urgência, segurando os braços do filho.

— Nem tudo é premeditado, pai. A vida foi me trazendo. — Chico era profundo em algumas respostas.

Ainda segurando os braços do filho, Hans olhou para Dona Rosa e, com cara de quem está curioso, mas irritado, perguntou:

— E você? O que falou de mim pra ele? Posso saber?

Chico viu seu pai se transformar. Ele parecia irritado com aquela senhora que lhe era tão cara. Ela assumiu um ar calmo e falou:

— Especificamente de você, eu não falei nada. Apenas comentei brevemente que um bioquímico excelente inventara o Tless, mas, como sabemos, os poderosos não permitiram o tempo de testes necessários e...

Hans a interrompeu:

— Eu duvido muito que tenha sido só isso! Eu sempre soube que a senhora doutrinava as pessoas contra mim! Apenas fazia vista grossa para não mandar prender minha própria mãe.

Dona Rosa, serena, mas um pouco mais firme, disse:

— Então me prendam, estou aqui, paradinha! Aproveite que seu filho é FPC e tem voz de prisão, e me levem.

Chico, vendo tudo aquilo, interrompeu a ambos:

— Pai, se você fizer isso eu nunca mais volto pra casa! Nunca mais olho na sua cara!

O tom firme que o rapaz usou gelou seu pai. Ele não queria que sua história se repetisse com o filho. E foi no meio dessa confusão que a voz doce de Magali surgiu no fundo:

— Gente... olha... me desculpem atrapalhar o assunto importante de família, mas vamos lavar a roupa suja dentro de casa? Parem de fazer fiasco em plena madrugada aqui na calçada. Isso não é bom pra nenhum de vocês. Entrem!

Eles se olharam e entraram.

A doçura possui um magnetismo peculiar. Existem situações em que só a leveza é forte o bastante.

Dona Rosa, agora avó de Chico, fez sinal para entrarem na casa. Sentaram-se todos na sala, e por alguns segundos apenas se olhavam. Estavam atônitos e com os ânimos exaltados.

O pai de Chico, que não estivera ali já fazia uns 30 anos, começou a notar — discretamente, para não ser percebido — que tudo estava como era antes. O mesmo aconchego, as mesmas cores. O mesmo tipo de bordado nos tapetes, a mesma iluminação. Começou a sentir algo profundo dentro de si, que tocava a sua alma. Estava na casa da sua mãe novamente. No entanto, não podia amolecer. Tinha ido resgatar o filho, que já estava bem encaminhado, e aquilo tudo podia atrapalhar muito o futuro do menino.

— Lembra desse quadro que pintei no seu aniversário de 12 anos? — Dona Rosa cortou o silêncio.

— Sim — respondeu Hans, secamente.

— Você dizia que queria ser um super-herói para salvar o mundo, então eu fiz um super-herói parecido com você — disse a senhora.

O pai de Chico, ainda tendo que lidar com sua própria raiva, sentia que aquilo tudo mexia profundamente com ele.

— Por favor... o momento não exige divagações. Eu quero saber, em termos práticos, o que faremos daqui pra frente? — perguntou Hans, irritado.

No entanto, quando ele menos esperava, Chico se levantou e olhou para ele, que permanecia sentado, e disse:

— Em termos práticos? Em termos práticos, pai?

Todos silenciaram ante a firmeza do jovem.

— Você não se cansou ainda de viver "em termos práticos"? — continuou Chico. — Chega de termos práticos na minha vida! Essa praticidade toda, misturada com essa ânsia de performance, está deixando as pessoas novamente doentes. Isso está acabando com a graça da vida.

— Meu filho, você ainda não viveu o bastante para...

— Vivi o suficiente para ver você e minha mãe sequer trocarem um olhar apaixonado. Vivi o suficiente para ver minha mãe chapada toda noite, e você acabado de tanto trabalhar, escravo da porcaria da performance. Vivi o bastante para ver que um bom frango demora para ser feito e que não sei como se descasca uma laranja.

— Ah... eu sabia! — disse Hans, irônico. — Sabia que tinha comida na história!

— Claro que tem comida! — continuou Chico. — Claro que tem comida! Mas tem também outras coisas que vocês nunca me deram!

— Ah, é? E o que nós não te demos? — perguntou Hans, irritadíssimo.

Chico olhou profundamente nos olhos do pai e disse:

— Conversa à mesa! Nem temos mesa para conversar. Nunca me deram atenção de verdade. Suas respostas evasivas me deixavam mais ignorante ainda, enquanto Dona Rosa despendeu horas me explicando tudo. Tudo que você não quis explicar porque estava preocupado com a sua "alta performance".

O pai de Chico não tinha mais nada para falar naquele momento. Não esperava um arroubo do filho daquela maneira. Será que tinha sido mesmo um bom pai? Será que ele era o único indivíduo com razão naquele ambiente?

Foi então que Hans, num gesto muito típico seu, puxou uma almofada para seu colo e, repetindo o que fazia quando criança, escondeu o rosto e começou a chorar.

Dona Rosa, ao ver o filho sendo tão natural como era quando criança, também não conseguiu mais segurar as lágrimas. Ver seu filho chorar daquele jeito era como tê-lo criança novamente, pois sempre que precisava Hans colocava uma almofada no colo e se debruçava chorando.

Todos se calaram.

Chico foi se acalmando. Nunca tinha visto o pai chorar. Estava assustado também.

Magali permanecia muda, só respeitando o momento. Sabia que chegara um momento crucial na história daqueles três.

E o pai de Chico apenas chorava. Discretamente... mas chorava.

Então, depois de aproximadamente cinco minutos, ele levantou a cabeça:

— O Tless era para ser uma coisa boa, mãe!

Já era nitidamente outro homem que falava.

— Eu sempre soube, meu filho. Eu sempre soube — disse a senhora.

Vendo que ele continuou mudo, ela aproveitou para continuar:

— Toda mãe, embora não pareça, conhece o coração do filho. Utilizamos frequentemente o momento à mesa, num almoço sem importância, para sondar as coisas que o filho pensa, ou o que anda fazendo por aí. Reconhecemos nossos filhos no olhar.

Todos ficaram quietos, e só a senhora falava.

— Deus fez o amor de mãe para dar aos homens uma degustação do que é o amor divino. Você sabe disso, eu sempre te falava isso. No entanto...

— No entanto eu sumi — disse o pai de Chico.

— Sim, Hans, você sumiu — completou a senhora.

— Sumi porque primeiro eu queria sair de baixo da sua asa...

— E isso é nobre — ela completou.

— No entanto cada vez que eu voltava aqui, a senhora não abria mão de cozinhar. Cansei de discutir com a senhora. E depois que vi no que o Tless se tornou, eu tinha vergonha de voltar e assumir que errei — falava Hans, soluçando.

— De fato, meu filho — disse ela calmamente — e você foi muito bem alertado por mim, não foi? Quantas vezes eu te dizia: "Filho, isso não está me cheirando bem"?...

— No entanto, o trabalho me engolia, mãe. E ali eu encontrava um motivo nobre pra viver. Eu encontrava paz. — Hans falava com a voz embargada.

— Não duvido — disse ela. — E não acho, sinceramente, que você foi o único responsável por esse estrago. Você era um jovem com vontade sincera de melhorar o mundo. Mas como a ganância é a ambição que ficou bêbada, você se perdeu.

Vendo que Hans não se manifestava, ela continuou:

— Filho... se você não tivesse feito aquilo, outra pessoa faria. Os interesses escusos que movem o mundo são realmente insondáveis. Não podíamos prever como um simples medicamento mudaria a dinâmica de uma sociedade.

Ele apenas soluçava. Ela concluiu:

— As coisas que realmente mudaram a sociedade de verdade foram sempre as não previsíveis. Guerras, tsunamis, pandemias. Nós, humanos, achamos que temos o controle das coisas, mas não temos controle de nada. E justamente por isso temos de pensar bem em cada passo que damos. Há caminhos que, infelizmente, não têm mais volta.

Essas últimas palavras de Dona Rosa soaram de uma maneira triste para todos. Todos estavam cabisbaixos. Então Hans, com ar derrotista, disse:

— Exatamente, não tem mais volta. Estou fadado a seguir essa vida. Com um relacionamento conjugal indiferente, um filho que, assim como a senhora, sabe do que eu fiz, e eu fadado a fazer todo dia as mesmas coisas.

Ela sorriu calmamente e lhe disse:

— Não tem problema nenhum você fazer todo dia as mesmas coisas... Só não precisam ser as mesmas coisas do mesmo jeito sempre!

Ele sentia falta até das suas palavras profundas, que para ela, no entanto, nem eram profundas. Eram naturais. Porém, evitando perder-se em divagações, procurou ser prático como sempre:

— Como vai ser o dia seguinte disso tudo? O que vamos fazer?

Olhando para o próprio filho, ele perguntou:

— Chico, o que vamos fazer amanhã, ou melhor, hoje, depois que esta conversa acabar? Não conseguiremos mais ser as mesmas pessoas, e também não podemos compactuar com tudo isso, pois seremos presos.

Chico, que até então permanecia mais calado, com a maior naturalidade do mundo se levantou e saiu da casa pelos fundos.

Em silêncio seu pai o viu desaparecer pelo carreirinho atrás da casa. Todos ficaram em silêncio, pensando e refletindo.

Em alguns minutos Chico voltou. Trazia uma bacia cheia de uvas de várias cores. Colocou-a na mesa do centro da sala e, manifestando descontração e leveza, disse:

— Não sei você, meu pai, mas eu estou com fome. Há quantos anos o senhor não come uma inofensiva uva?

Dona Rosa, olhando aquilo tudo, ficou maravilhada. Já era um aprendizado que Chico demonstrava. Então ela — naquele momento, só podia ser ela — se antecipou e pegou um cacho de uva Rubi pela pontinha e pôs na mão de seu filho Hans. E, com o olhar que só as mães têm, lhe disse:

— Coma, meu filho... Foi Deus quem fez, coma.

Então o tempo parou. Hans pegou com a mão da mãe a pontinha do cacho, e com a outra mão tirou uma uva. Em quantos anos ele não tocara um alimento? Depois de todo aquele tempo, Hans colocou lentamente a uva na boca, e com os olhos fechados, mordeu. Até estourar a casquinha e sentir a polpa maravilhosa derreter na sua boca. Ele adorava as uvas que sua mãe cultivava. Há quanto tempo não sentia aquele prazer?

Magali, mais que esperta, já puxou um cacho, e Chico também.

Naquele momento ninguém falava. Só se olhavam. No rosto de todos era visível que a fruta estava deliciosa. Magali rompeu o silêncio.

— Vó do céu! Este ano a uva deu boa demais, né?

— Deu sim, Maga!

— Como alguém se priva de uma experiência dessas, vó?

— Também não sei, minha filha. Só sei que o homem se afasta da simplicidade das coisas para arrumar sarna para se coçar — falou, dando uma piscadinha para a neta. E ambas continuaram mastigando aquela deliciosa fruta.

Depois de quase uma hora, com o dia já amanhecendo, Dona Rosa e Magali acompanharam Chico e Hans até o portão.

Caminhavam em silêncio, cada um pensando no que ia fazer da sua vida. No entanto, antes de abrir o portão, Dona Rosa olhou para eles e, como quem ia falar a frase mais importante daquela noite, disse:

— Daqui a dois dias, na sexta-feira, às 19 horas, teremos O Grande Dia. E eu ficaria muito feliz se vocês viessem.

Pai e filho se olharam. Não sabiam o que responder. O que seria "O Grande Dia"? Será que um deles sabia do que se tratava? Será que Dona Rosa não temia que um deles a entregasse para a polícia? Como ela tinha tanta confiança neles para convidá-los para mais visitas?

No entanto, a hora não permitia mais questionamentos. Foi Chico que quebrou o silêncio:

— Estaremos aqui! Seja o que for esse Grande Dia, papai e eu estaremos aqui!

— Que bom! Sem vocês não seria a mesma coisa. Até lá! — disse a senhora, em tom descontraído.

— Até — disseram os dois.

Caminhavam lentamente enquanto o dia amanhecia. Seu pai não parecia estar feliz, nem ter se transformado. Parecia, na verdade, um ser transtornado. Mas já era outro pai que estava ali com Chico. Precisava de tempo para entender tudo o que aconteceu naquela madrugada. E Chico, que agora conhecia a importância histórica do seu pai na sociedade, sabia que Hans precisaria de tempo para absorver tudo aquilo.

Rumaram para casa, tomaram um sachê energético e mergulharam novamente na "alta performance" do dia a dia.

CAPÍTULO 12

O GRANDE DIA

— Vó! Vó! Vóóóóó...!!!

— Ô, menina! Pelo amor de Deus... que goela, hein? Já estou indo!

Dona Rosa apareceu no quarto de Magali toda esbaforida, achando que a neta podia estar em apuros. Magali, como sempre, só estava ansiosa.

— A senhora acha que estou bonita?

— Sim, minha filha, você está linda! — disse a avó, sorrindo e a beliscando.

— Será que o Chico vem?

— Tenho absoluta certeza que sim — disse a avó, otimista.

Após alguns minutos, perto do horário combinado, Chico tocou a campainha, e Dona Rosa foi recebê-lo. E, para a sua surpresa e felicidade, Hans estava junto.

Ela beijou os dois no rosto e os abraçou de um jeito que só uma mãe sabe abraçar. Na verdade, as mães não abraçam. Elas envolvem o filho com a alma. Aquela transmissão de eflúvios doces através do abraço fez com que Hans se acalmasse e entrasse um pouco menos tenso na sua antiga casa.

— Venham logo... senão Magali vai ter um treco — disse a senhora.

Ao chegar perto da casa, Magali veio os receber. Ao ver Chico ela abriu um sorrisão todo particular. Ele não resistiu e correu para os braços dela. Após um selinho demorado, ele olhou para ela e disse:

— Como você é linda!

Ela apenas sorriu e intimamente agradeceu a Deus por ter encontrado Chico.

Dona Rosa, olhando para Hans e percebendo que o filho ainda continuava atordoado, perguntou:

— Como você está se sentindo, meu filho?

— Bem, mãe... estou melhor — disse Hans, algo tímido. — Pensei muito em todas as coisas que fiz de certo e de errado na vida.

Magali se antecipou e olhou para o sogro:

— Você trouxe Chico ao mundo... Já está perdoado, viu?!

Todos riram da espontaneidade daquela garota. Hans, agora mais leve, disse:

— De fato, Magali. Mas ainda quero usar a minha inteligência para consertar as coisas.

Foi Dona Rosa que interrompeu:

— Não faltará oportunidade, meu filho. Hoje será o começo de algo muito importante.

— Imagino — disse Hans — estou extremamente curioso.

Ficaram todos uns cinco segundos em silêncio quando Dona Rosa, de maneira delicada, num gesto muito seu, esfregou uma mão na outra e disse:

— Venham comigo. Já está na hora!

Ela saiu então, tomando a frente, e logo atrás dela estava o filho. Magali e Chico iam mais demoradamente, até porque a paixão deixa as pessoas mais aéreas mesmo.

Passaram por toda a casa e saíram nos fundos, naquele mesmo carreirinho pelo qual Chico trouxera as uvas. Andaram alguns passos e logo avistaram a casinha em que ficava a cozinha. Enquanto iam se aproximando, Hans perguntou:

— Aqui era o galpão do papai, não era?

— Isso mesmo. Aqui que ele ficava restaurando os Opalas dele, brincando de mecânico de motocicletas, essas coisas...

— Lembro que você o chamava de Inspetor Bugiganga e ele ficava todo sem jeito! — disse Hans, cada vez mais leve.

— Sim. Que saudades tenho dele! — disse a senhora. — No entanto, depois da Reforma, eu precisava de um lugar seguro para continuar me alimentando, e à minha nova netinha — falou, olhando para Magali.

A casinha era insuspeita. Parecia por fora uma oficina mesmo. Mas ao puxar o trinco e entrar, Hans viu do que se tratava.

Era uma cozinha maravilhosa. Uma grande pedra atravessava uma das paredes. Tinha liquidificador, sanduicheira, batedeira, enfim... coisas que ele achava que nem existiam mais.

Seu coração ficou apertado, pois viu alguns móveis que marcaram profundamente a sua infância. Dona Rosa, vendo o filho imerso em sentimentos, abriu uma gaveta e tirou de lá uma colherzinha de criança, pintada de azul, e com algumas imagens desgastadas.

— Lembra disso, meu filho?

Era a colher com que ele gostava de tomar mingau. Hans pegou a colher e fechou os olhos; uma lágrima discreta caiu.

Todos respeitaram o momento dele. Dona Rosa, com os olhos marejados, disse:

— Não fique assim. Em breve eu faço um mingau daqueles pra você. Nunca é tarde pra isso.

Hans olhou para a mãe e sorriu. Dona Rosa aguardou mais uns segundos e, como quem coloca nova energia na conversa, disse:

— No entanto, estamos aqui para o Grande Dia.

Todos se entreolhavam em uma expectativa gigante. Hans e Chico não se aguentavam mais de curiosidade. Ela continuou:

— Frequentemente esperamos encontrar esse "grande dia". Mas, na maioria das vezes, o grande dia está debaixo dos nossos pés!

Chico gostou da metáfora. Hans também. O detalhe é que aquilo não era uma metáfora! Dona Rosa, dando um passinho para trás, pediu licença para todos saírem de cima do tapete que estavam pisando.

Ela mesma, com toda a sua vitalidade e energia, enrolou o tapete até aparecer o que seria a porta de um alçapão no chão.

Dona Rosa se recusava a pedir ajuda. Colocou os dedos em dois buracos que tinha na portinha e puxou para cima. Enquanto fazia força, olhou sorrindo para o filho:

— Isto aqui é músculo feito de comida de verdade, meu filho!

Hans sorriu como quem conhece as cutucadas da mãe. Ao puxar aquele alçapão, todos viram a escada que descia. Parecia grande.

Chico e Hans se olharam surpresos com aquilo. Enquanto isso, Magali ia trancando toda a casinha por dentro. Portas e janelas. Dona Rosa, que já tinha descido dois degraus da escada, disse animada:

— E então, vão ficar me olhando com essa cara de abacaxi ou vão descer comigo?

— Vamos descer! — disse Chico, empurrando o pai.

Desceram. Dona Rosa na frente, logo atrás Hans e Chico, e por último Magali, que ia se certificando das coisas. Eram aproximadamente vinte degraus até o chão do que parecia ser uma velha adega. Quando todos já tinham descido, Magali fechou por dentro o alçapão, fazendo sinal para Dona Rosa acender a lâmpada. Tudo ficou claro, e Hans e Chico, extremamente curiosos, olharam ao redor daquele pequeno cubículo em que se espremiam. Só que não tinha nada ali! Chico, esperto, deixou a coisa rolar. Mas seu pai não se aguentou:

— O que tem aqui, mãe? Não sabia dessa adega do papai.

— Aqui, meu filho, não tem nada. Absolutamente nada. O que eu vim mostrar para vocês não está aqui. Está ali!

E apontou o dedo para o que parecia ser uma imensa porta corta-fogo, dessas dos edifícios e cinemas. Hans não tinha notado aquela porta. Dona Rosa se antecipou e, abrindo a discreta e pesada porta, fez sinal para todos entrarem. Ao acenderem as luzes, viram que depois da porta havia um corredor com pelo menos cinquenta metros até a próxima porta corta-fogo. Dessa vez, Hans já desistira de perguntar qualquer coisa. Simplesmente seguiu a mãe. Magali e Chico vinham atrás.

Ao chegar à segunda porta, Dona Rosa estacou. E, como se fosse fazer a pergunta mais importante da sua vida, olhou para os dois e disse:

— Estão preparados?

— Sim... preparados! — responderam ambos.

— Então, por favor, abram aquela porta! — disse a senhora.

E os dois juntos, pai e filho, abriram a imensa porta.

Nem que tivessem a melhor imaginação do mundo teriam adivinhado o que iam ver: um imenso barracão subterrâneo... lotado de pessoas manuseando alimentos, e um cheiro maravilhoso de comida!

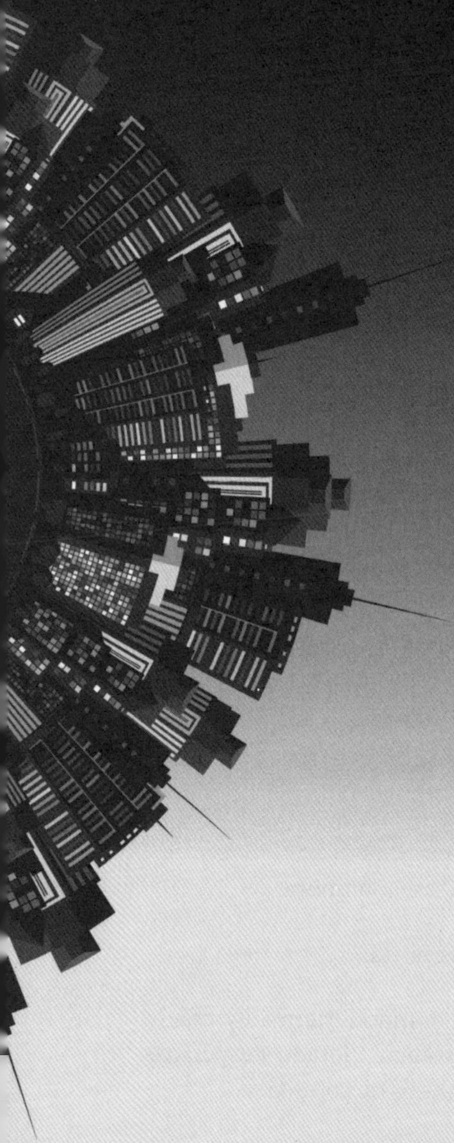

CAPÍTULO 13

A REVELAÇÃO DA REVOLUÇÃO

Chico e Hans ficaram pelo menos um minuto inteiro em silêncio, olhando aquilo que parecia ser uma festa de paróquia de igreja. Nem mesmo olharam um para o outro. Apenas contemplaram tudo o que acontecia, tentando entender.

Chico, por nunca ter tido a felicidade de ir a uma festa em um pavilhão de igreja, tentava concatenar as ideias para saber onde estava. Não conseguia distinguir aquela mistura de odores que circulavam pelo ar. Nunca tinha visto isso.

Já Hans, por ter vivido em uma época mais remota, identificava com mais precisão as coisas. Ficou maravilhado com a diversidade e a harmonia presentes naquele lugar.

Havia uma churrasqueira enorme e alguns homens de bombacha cuidando da carne e dando risadas. Em outro canto havia um grupo de vegetarianas fazendo praticamente uma obra de arte com as cores dos vegetais de que dispunham. Em outro, alguns homens e mulheres com porte atlético faziam sucos e vitaminas com frutas, chia e aveia, enquanto, próximo a eles, uma senhora de traços italianos fazia macarrão à carbonara, ao lado de outra senhora de traços poloneses que fazia pierogis. No outro extremo, mulheres e homens cuidavam da panificação e da confeitaria. Todos muito empenhados em cada detalhe dos bolinhos. Próximos deles, uns três ou quatro homens da idade de Hans faziam cerveja artesanal, enquanto um pouco mais adiante alguns homens japoneses faziam sushi.

Isso tudo aconteceu em apenas um minuto, enquanto Hans observava. Achou muito curioso, não só a comida, mas cada um respeitando as diferenças que o outro trazia, e que se manifestava também no paladar e nos costumes culturais. Obviamente ele não deixaria de fazer a pergunta mais pertinente naquele momento:

— O que é isso, mãe?

— Isso? É o que vocês chamam "A Revolução" — disse Dona Rosa, calmamente.

Hans, a essa hora, já não tinha como voltar atrás. Já era cúmplice. No entanto, algo mais sutil rolava naquele momento: era impossível não ficar alegre. A música ambiente e a felicidade no rosto das pessoas era algo que contagiava. Tanto contagiava que Chico já batia a ponta do pé, acompanhando o ritmo da música.

Magali, percebendo que o namorado estava empolgado, puxou-o e disse:

— Vamos. Tenho que ajudar as meninas com a salada, e depois quero ver se esse FPC tem condicionamento físico para me acompanhar na dança!

Magali, ao encontrar as meninas, apresentou Chico. Depois de ajudá-las, foi apresentar o namorado para o pessoal das frutas, depois para os churrasqueiros, e assim por diante. Todos conviviam bem com as diferenças e estavam unidos em uma mesma causa: o alimento in natura.

Em outro canto, Hans ainda parecia muito confuso:

— Desde quando isso existe, mãe?

— Desde que vocês proibiram as pessoas de comer alimentos. Vocês acharam mesmo que isso seria possível? — disse ela, bem-humorada.

— É tão ruim ouvir quando você fala 'vocês' como se eu tivesse proibido algo assim. A senhora sabe que eu só queria ajudar o mundo.

— Eu sei, meu filho — disse, compreensiva — porém às vezes a nossa conivência alimenta um sistema viciado. Eu sei que você não queria proibir momentos assim, pois você era bem afeito a festinhas e quermesses.

De fato, aquilo tudo transportou Hans para épocas felizes da sua infância. Ela continuou:

— Temos aproximadamente cem trabalhadores aqui. E eu te digo: existem mais pessoas que se alimentam que não estão aqui neste momento. Estão fazendo outras coisas.

— Nossa! Não imaginava que era isso a tal Resistência! — disse Hans, espantado com as proporções.

— Sim. Mas, resumindo bem resumido, a resistência é formada por pessoas que só querem poder continuar comendo comida! Isso não é bizarro?

— Sim, de fato.

— Então, meu filho, veja a que ponto chegamos. Olhe para aquelas senhoras fazendo bolos e pães. Parecem ser pessoas do mal?

— Não. Parecem cidadãs de bem!

— Pois é... No entanto, hoje o conceito de "cidadão de bem" está um pouco distorcido.

— Entendo.

— O que você acharia se, na sua época de estudante, visse senhorinhas presas por fazer pão?

Ele pensou um pouco e respondeu:

— Um absurdo. Algo sem sentido.

Ela concluiu:

— Ainda é sem sentido. Não pode fazer sentido porque alguém disse que faz. É preciso entender o que faz sentido para as coletividades, ou seja, para os corações das pessoas.

Ele apenas a escutava.

— Nunca um decreto para parar de se alimentar vai dar certo. Nossa célula, nossa biologia é anarquista. Ela não está nem aí para decretos. Ela quer a sobrevivência na sua plenitude.

Ele tentou rebater:

— Mas nesse ponto não deixamos nada a desejar. Fizemos os sachês e as cápsulas tão completos que nada ficou faltando para a célula.

— Aí é que você se engana! Como você sabe, quando estamos sentados à mesa, rindo em família ou degustando uma boa pizza, nossa célula libera hormônios do prazer. Dopamina, endorfina, serotonina... Tudo está relacionado ao momento de comungar um bom prato à mesa, e não necessariamente só à ingestão de nutrientes.

Ele nunca tinha pensado nesse contexto mais abrangente de "saúde celular".

— Então, veja que coisa: você privou Chico desses momentos. Mas o que aconteceu quando ele teve a oportunidade, lá na minha casinha? Não quis sair mais. A natureza não se engana.

Era verdade tudo aquilo. Ele sentia que era verdade.

— Imagine que Chico nunca tinha comido pinhão em um fogão a lenha ou uma mexerica após o almoço. Ele não tinha esse registro com ele. Percebe quanto isso tudo é muito sério?

— Sim — disse Hans, desanimado — e eu sequer dei atenção a isso. Estive também tão preocupado com a minha performance que esqueci até desses momentos.

A senhora, tentando não deixar o filho cair em desânimo, mudou um pouco o tom de voz e disse:

— Mas que nada! Estamos aqui para isso. Afinal, hoje é o Grande Dia, meu filho!

E ele, entre animado e curioso, perguntou:

— Mas o que é esse tal de Grande Dia, mãe?

— Logo você saberá. Logo, logo!

Nesse momento, Chico e Magali chegaram dançando perto dos dois. Hans nunca vira o filho com aquele sorriso. Dona Rosa, não querendo cortar a neta faceira, chamou-lhes a atenção:

— Daqui a pouco iremos jantar e depois faremos as cestas. Temos a madrugada toda pela frente.

Magali bateu continência para a avó em tom provocativo:

— Sentido!

E continuaram dançado e se divertindo em meio a outros jovens que ali estavam, até chegar a hora de comer.

De maneira organizada, todos pegaram seus pratos e foram às barraquinhas se servir do que mais gostavam. Vendo que era "hora da janta", Hans ficou meio perdido, mas, como sempre, a espontaneidade da nora o salvou:

— Venha, sogrão! Vamos forrar esse bucho sem graça seu aí!

Ele teve que rir. Magali era folgada. Quanto mais tempo passava com uma pessoa, menos filtro usava nas palavras. A avó fez de conta que nem ouviu isso. E foram todos se servir.

Hans repetiu três vezes o prato. Não estava mais nem aí. Magali, Chico e Rosa, como não estavam em restrição, comeram até se saciar. Chico fez um pratão colorido de saladas, comeu carne, massas, pierogi, e depois, de sobremesa, um pequeno brownie.

Depois que todos se serviram, os próprios cozinheiros se serviram, e então comeram e sorriram.

Se fosse para o mundo acabar naquela noite, todo mundo morreria em paz. Se houvesse uma palavra para resumir a vibe geral seria esta: fraternidade.

Após mais ou menos uma hora, quando todos já se tinham alimentado, Dona Rosa subiu em uma espécie de palco, e ouviram-se suas fortes palmas batendo pelo salão inteiro. Todos silenciaram.

— Queridos irmãos e irmãs!

Ao ver que todos realmente olhavam para ela, continuou:

— Hoje é um dia que ficará marcado na História. Hoje não resolveremos tudo, mas começaremos algo.

Hans nem piscava olhando para a mãe. Dona Rosa, que percebera o filho "viajando na maionese", fez questão de falar de um modo que contextualizasse o próprio filho, e que também ajudasse Chico a entender a importância daquele dia. Prosseguiu:

— Como vocês sabem, a noite será longa, e temos o desafio hercúleo de fazer mil cestas. Não conseguiremos de fato chegar a todos os habitantes da cidade, porém chegaremos aos mais importantes.

Chico mal pensou em quem seriam os mais importantes, quando a senhora falou:

— Uma vez que erradicamos a desnutrição, as famílias mais pobres sofrem de outro tipo de anemia: a anemia dos sentidos. Então, metade das cestas iremos deixar nas casas das famílias mais carentes da cidade. A outra metade será para as famílias mais influentes.

Hans começou a entender o plano que se desenhava. Dona Rosa prosseguiu:

— Jornalistas, Delegados, Médicos, Publicitários, Artistas, Economistas, Políticos, enfim. Todos receberão a cesta. Temos 500 famílias carentes e 500 famílias influentes para atingir. Como já temos o nosso fluxo organizado, peço que estejam em seus postos em trinta minutos para iniciarmos as atividades. O tempo urge!

E então começou a movimentação. As mesas, que eram feitas de cavalete e compensado, tornaram-se balcões de linha de produção. Todo mundo ajudava. Em meia hora todo mundo estava a postos. Eram dez fileiras de mesas, com dez pessoas em cada fileira, cada uma posicionada para acrescentar um alimento diferente. Em uma extremidade da mesa alguém colocava a cesta, e na outra, após todos os alimentos inseridos, alguém fechava a cesta com plástico transparente e um lacinho. Alguém passava recolhendo as cestas e as ia estocando para aguardar o momento certo.

Dona Rosa, Hans, Chico e Magali ajudavam em tudo. Não paravam de jeito nenhum. Era algo que faltava e eles iam buscar, ou servir água para os trabalhadores estar sempre hidratados, ou ainda juntando coisas que porventura caíam. Dona Rosa, vez que outra, subia no palco para ter uma vista panorâmica da coisa.

Tudo foi nesse ritmo aproximadamente até as dez da noite, quando, praticamente sincronizados, todos acabaram. Dona Rosa novamente subiu ao palco:

— Agora, meus irmãos, surge o momento mais delicado: temos que carregar o caminhão e sair daqui pelo túnel para fazer as entregas. Nosso motorista já tem a logística feita no GPS. Lembremos que os que ficarem, após irem terminando a limpeza, devem sempre se certificar de que é seguro sair. Não podemos correr riscos desnecessários.

Todo mundo a ouvia com muita atenção. E então uma porta se abriu e um caminhão estacionou de ré. Todos começaram a carregá-lo.

O motorista, ao descer do caminhão, esbarrou com Chico cara a cara. Chico o reconheceu: era o gari que também estava envolvido na missão ultrassecreta com o Sr. Sérgio. Em um primeiro momento Chico se assustou, achando que tinham sido descobertos. Mas logo o gari, que nessa noite teria um papel fundamental, abraçou-o e disse:

— Que bom ter você conosco, Chico!

Chico ficou aliviado novamente. Seus ombros relaxaram. Sorriu e voltou a carregar o caminhão.

Ao ver aquele caminhão ficando cheio de cestas feitas com o maior carinho, Dona Rosa se emocionou. Era lindo aquilo tudo. Quantas cores, quantos odores! Era uma verdadeira conquista. Ela olhou para Hans, Magali e Chico, e disse:

— Vamos! Nós também seremos entregadores!

Hans estremeceu, e ante o olhar inseguro do filho, Dona Rosa disse:

— Lembra que você disse que queria consertar o que fizera? A hora é agora, meu filho!

Hans, ao ver a mãe com tamanha disposição e força, não teve outra opção a não ser pular na carroceria do caminhão. E em menos de uma hora, o motorista os levou rumo ao inesperado.

Embora eles estivessem juntos pela mesma causa, cada um deles vibrava em uma sintonia particular.

Para Dona Rosa esse seria o momento que faria toda uma vida de sacrifícios e renúncias valer a pena; afinal ela assistira de perto à humanidade tornar-se mais nutritiva e menos alimentada. Seria para ela um "grand finale", embora, devido à sua saúde, ela tivesse muito ainda que viver.

Para Magali, que nunca se sentiu compreendida em uma sociedade de alta performance, aquilo seria seu grito maior. Um desabafo que rasgaria o peito de tão forte.

Para Chico, embora já tivesse nascido em uma sociedade depois da Reforma Nutricional, aquilo era a coisa que mais fazia sentido. Depois dos momentos que passou com Dona Rosa, e depois de ver seus pais imersos no trabalho, ele estaria agora tendo um papel ativo na mudança de foco da humanidade.

E para Hans, bem... seria seu maior pedido de desculpas.

O caminhão andava discreto pelas ruas, que estavam vazias, visto que, em uma sociedade de alta performance, quem não está dormindo à noite está trabalhando. E por isso o caminhão também devia ser algo estrategicamente pensado. Os únicos veículos que circulavam àquela hora seriam viaturas policiais, táxis e caminhões de reciclagem de lixo. Portanto a única coisa contraditória de verdade ali era o caminhão. Por fora um caminhão de lixo. Por dentro um caminhão de ouro!

E então, como se fossem parando nas casas para recolher lixo reciclável, Chico e Hans, entre outros trabalhadores, pulavam do caminhão e, auxiliados por Dona Rosa e Magali, pegavam uma cesta e deixavam na porta das pessoas previamente escolhidas.

O Grande Dia realmente fazia por merecer esse nome. Afinal, chegaram às 19 horas na casa de Dona Rosa, às 20 horas jantaram, e às 23 horas já estavam na rua, colocando cestas nas portas como se fossem coelhinhos da Páscoa.

As cestas, então, nem se fala! Algo feito milimetricamente com amor. Eram feitas de vime, de maneira totalmente artesanal. A Resistência levara mais de um ano para deixar todas prontas. Eram pequenas e quadradinhas, do tamanho de um livro grande. Dentro dela, os itens mais preciosos da humanidade: alimentos.

Biscoitos salgados e doces, broa, brownie, frutas, geleia, pão de fermentação natural, suco de laranja, bandeja de sushi, pierogis e macarrão à carbonara, em embalagens herméticas. E, claro, alguns tabletinhos de chocolate para sobremesa. Tudo feito pela "malvada Resistência". Mas o mais interessante daquela cesta era o bilhetinho escrito a mão que vinha junto:

"Permita me apresentar: sou o Alimento. A Mãe Natureza me fez e o homem me aprimorou. No entanto, não se engane: não sou só números ou nutrientes. Sou sua própria conexão com o que há de mais valioso na vida do ser humano. E, acredite, através de mim você pode ter muitos

momentos especiais na vida. Por meio de um alimento você pode inclusive dizer Eu te Amo."

E foi assim que, exatamente às 5:45 da manhã, quando a comunidade começava a dar seus primeiros passos da cama para tomar mais um sachê energético, os cinco terminaram a última casa. Ao pular de volta para o caminhão, Hans e Chico se olharam ternamente. Pai e filho sabiam que estavam lutando por um ideal digno de ser lutado, que não fazia parte de extremismos políticos. Hans, como um renomado bioquímico, já sabia que a célula precisava se alimentar, mas agora sabia também que nutrientes em sachê não alimentam a alma.

Aproximadamente às 6:30, após o motorista tê-los deixado na casa de Dona Rosa, encontramos os quatro extremamente cansados, sentados na varanda, cada um segurando uma xícara de café recém-passado pela senhora.

Magali e Chico estavam sentados no chão, lado a lado (e ela fazia um carinho na sua nuca de um jeito que ele adorava). Dona Rosa e Hans, logo atrás, sentados nas cadeiras, admiravam o nascer de um novo dia, enquanto o aroma delicioso de café inebriava o momento.

Magali, após um tempo divagando com o olhar para longe, virou repentinamente para sua avó, como sempre fazia, e perguntou:

— Vó... Como vai ser daqui pra frente?

— Não sabemos, minha filha!

— Isso de não saber me incomoda um pouco, vó...

E, como para fechar um capítulo na vida deles, a avó concluiu:

— A dúvida, minha filha, é o preço da pureza... e é inútil ter certeza...

Magali sorriu e olhou para o namorado.

Assim, um novo dia amanhecia em Fit City. E, como disse um outro Chico, uma outra vez:

"Embora ninguém possa voltar atrás e fazer um novo começo, qualquer um pode começar agora e fazer um novo fim."

Para onde estamos indo?

FIM

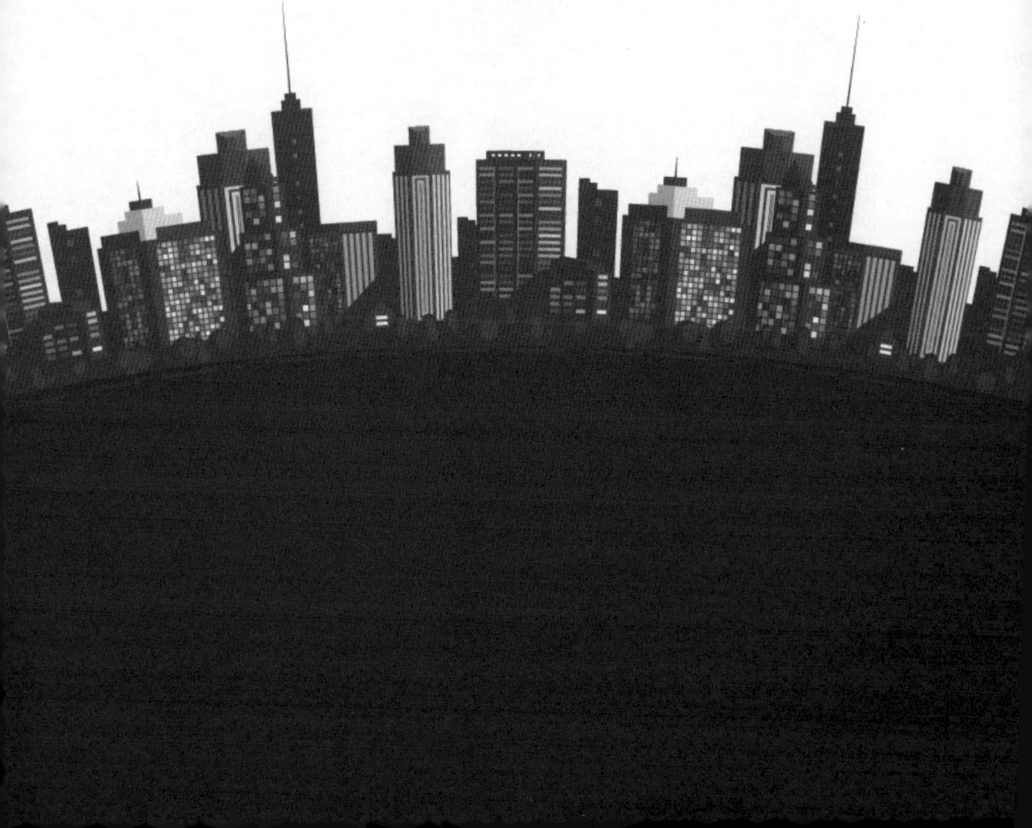

TRECHOS DE MÚSICAS:

Capítulo 6

Eduardo e Mônica — Legião Urbana
Como Nossos Pais — Elis Regina
Somos quem Podemos Ser — Engenheiros do Hawaii

Capítulo 7

Dor Elegante — Zelia Duncan
Hora do Mergulho — Engenheiros do Hawaii

Capítulo 13

Infinita Highway — Engenheiros do Hawaii

www.editorainverso.com.br
facebook.com/editorainverso
@editorainverso
(+55 41) 3254-1616 e 3538-8001
(+55 41) 99798-7623